DR. MED. HEIKE BUESS-KOVÁCS · BIRGIT KALTENTHALER

Gicht im Griff in 10 Wochen

Das Selbsthilfeprogramm für Betroffene

Viele leckere Rezepte:
Purinarme Tagespläne selbst zusammenstellen

Rezepte von Walter Drössler

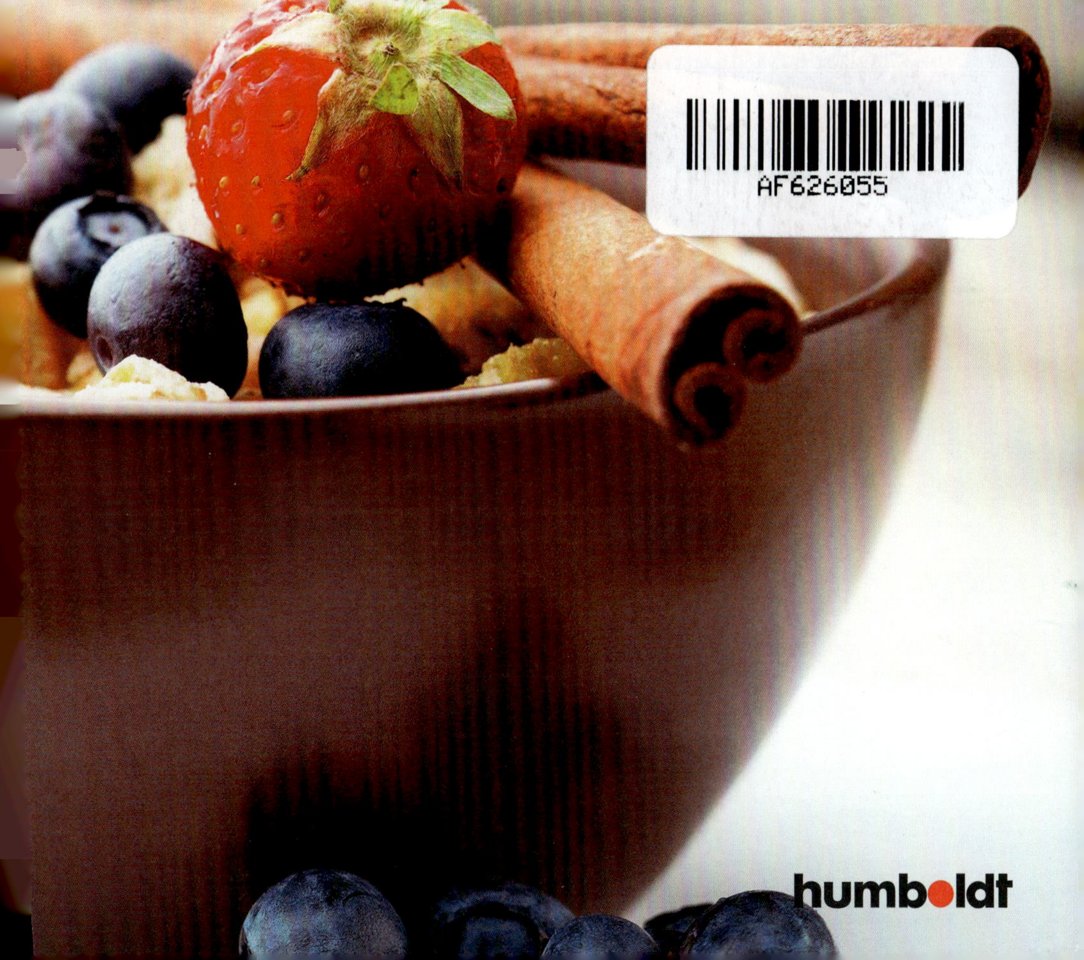

humboldt

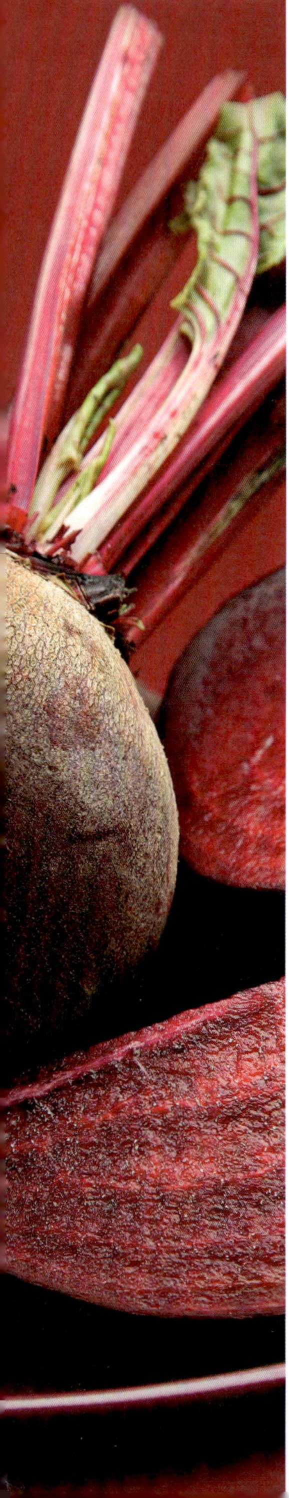

Sie haben es selbst in der Hand,
Schwachpunkte zu beseitigen
und damit Ihren Körper
vor Krankheiten zu bewahren.

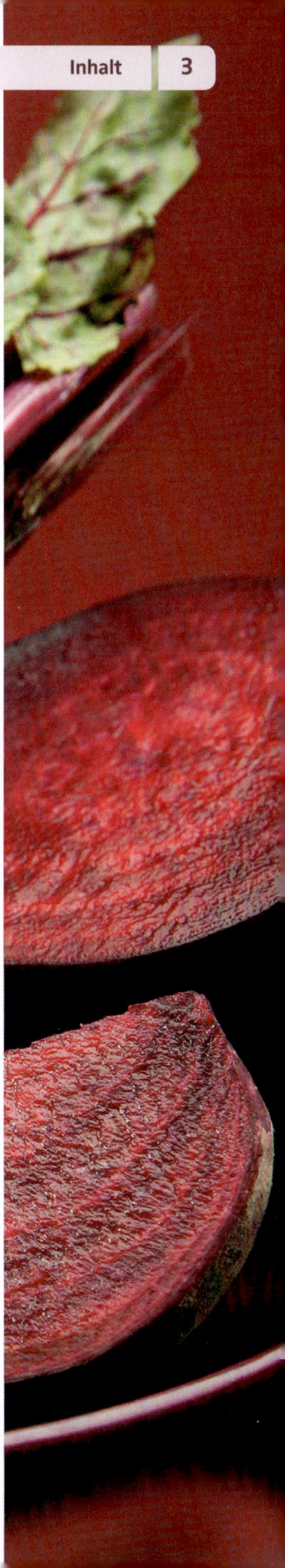

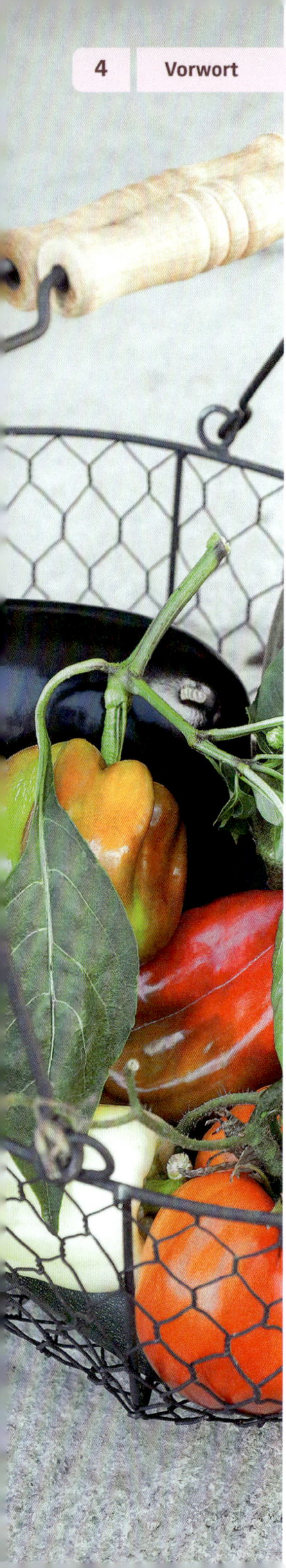

VORWORT

Liebe Leserin, lieber Leser,

Gicht ist ein altes Leiden, das schon den Ärzten in früheren Jahrhunderten bekannt war. Die Krankheit befiel einst hauptsächlich die Reichen, die sich den Luxus üppig gedeckter Tafeln und übermäßigen Schlemmens leisten konnten. Heute gehört das Zipperlein – so wurde die Gicht im Volksmund genannt – zu den sogenannten Zivilisations- bzw. Wohlstandskrankheiten. Etwa zwei Prozent der Bevölkerung, also 1,7 Milliarden Menschen, sind davon betroffen, Männer häufiger als Frauen. Die Krankheit ist in Ländern mit einem höheren Lebensstandard verbreiteter, auch wegen der dort vorherrschenden Ess- und Trinkgewohnheiten. Wohlstand und Überfluss haben also ihren Preis.

In den Industriestaaten ist bei etwa 20 Prozent der Männer der Harnsäurespiegel erhöht, was auch die Gefahr für einen Gichtanfall steigen lässt. Bei ihnen tritt die Stoffwechselkrankheit in der Regel zwischen dem 40. und 60. Lebensjahr auf, bei Frauen vorwiegend nach den Wechseljahren.

Immer mehr Menschen unserer Gesellschaft leiden am metabolischen Syndrom. Hierbei handelt es sich um ein Zusammentreffen mehrerer Symptome wie starkem Übergewicht, Bluthochdruck, Diabetes, Hautstörungen, Kopfschmerzen, Verdauungsproblemen – und eben Gicht.

Sie alle erhöhen das Risiko für Gefäß- und Herzerkrankungen. Anfangs oft noch unbemerkt, wachsen sich viele Beschwerden im Laufe der Zeit zu richtigen Krankheitsbildern aus: Müdigkeit, Leistungsschwäche, Gelenkentzündungen und schließlich Schmerzen werden zu Dauerbegleitern des Alltags. Nichts im Körper scheint noch richtig zu funktionieren. Was können Sie selbst tun, um derartigen Problemen vorzubeugen oder sie in den Griff zu bekommen?

Der Schlüssel liegt in der Erkenntnis, dass die aus den Fugen geratenen Stoffwechselabläufe des Organismus wieder ins Lot gebracht werden müssen. Denn nur wenn die Regulation im Kleinen, auf der mikromolekularen Ebene, richtig funktioniert, nur wenn die unzähligen biochemischen Reaktionsketten und physikalischen Prozesse geordnet ablaufen, kann auch der Gesamtorganismus optimal arbeiten. Und nur dann fühlt sich der Mensch wohl und gesund.

!

„Der Dicke aber – ‚autsch! mein Bein!' – hat wieder heut das Zipperlein!" So beschrieb Wilhelm Busch 1867 einen Gichtanfall am Fuß.

Patienten, die sich zu einer umfassenden Stoffwechselsanierung entschließen, erleben häufig wahre Wunder. Plötzlich purzeln die Pfunde, der Darm kommt wieder in Schwung, der Teint wirkt samtig und rosig, Wassereinlagerungen verschwinden ebenso wie Muskelverspannungen und Kopfschmerzen. Auch schmerzhafte Veränderungen an den Gelenken, ausgelöst durch eine Gicht, bilden sich nach und nach zurück, heilen schließlich ganz aus. Die gesamte Konstitution verbessert sich, Kraft und Leistungsvermögen kehren zurück und man fühlt sich ausgeglichener.

Patienten, die sich zu einer umfassenden Stoffwechselsanierung entschließen, erleben häufig wahre Wunder.

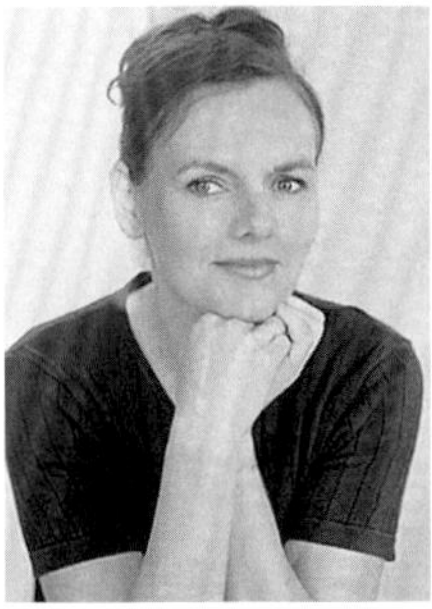

Dr. med. Heike Bueß-Kovács

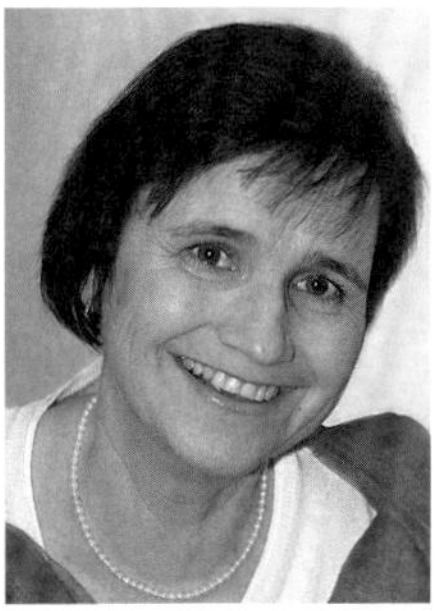

Birgit Kaltenthaler

In diesem Ratgeber erfahren Sie alles über die wichtigen Aufgaben des Stoffwechsels bei Gicht und über das komplexe Zusammenspiel des Stoffwechsels mit den Körperorganen sowie dem Herz-Kreislauf-, dem Nerven- und Immunsystem. Anhand einer Checkliste können Sie den Status Ihres Stoffwechsels selbst bestimmen und feststellen, ob möglicherweise Störungen vorliegen. Hinterfragen Sie ehrlich und selbstkritisch, ob es bei Ihnen Schwachpunkte in Lebenswandel und Ernährungsgewohnheiten gibt, die Ihrem Organismus langfristig schaden und Ihre Leistungsfähigkeit beeinträchtigen könnten.

Dieses Buch soll Ihnen als Leitfaden zur Stoffwechselsanierung und zum Ausgleich der Harnsäurewerte dienen. Es bietet Ihnen auf Ihrem Weg zu Gesundheit und Wohlbefinden viele praktische Tipps und Ratschläge aus Ernährungsmedizin, Naturheilkunde und Homöopathie. Außerdem finden Sie im Rezeptteil zahlreiche Vorschläge für leckere Gerichte, die speziell der Stoffwechselreinigung und Regulierung der Harnsäurewerte dienen. Neben der Frage, bei welchen Beschwerden und Störungen der Arzt konsultiert werden muss, lernen Sie viele Möglichkeiten der Selbstbehandlung und Vorbeugung kennen, die sich leicht in den Alltag einbauen lassen. Wenn Sie die Empfehlungen wirklich beherzigen, können Sie langfristig Ihre Gesundheit und Ihr Wohlbefinden zurückerobern.

Ihre
Dr. med. Heike Bueß-Kovács
Birgit Kaltenthaler

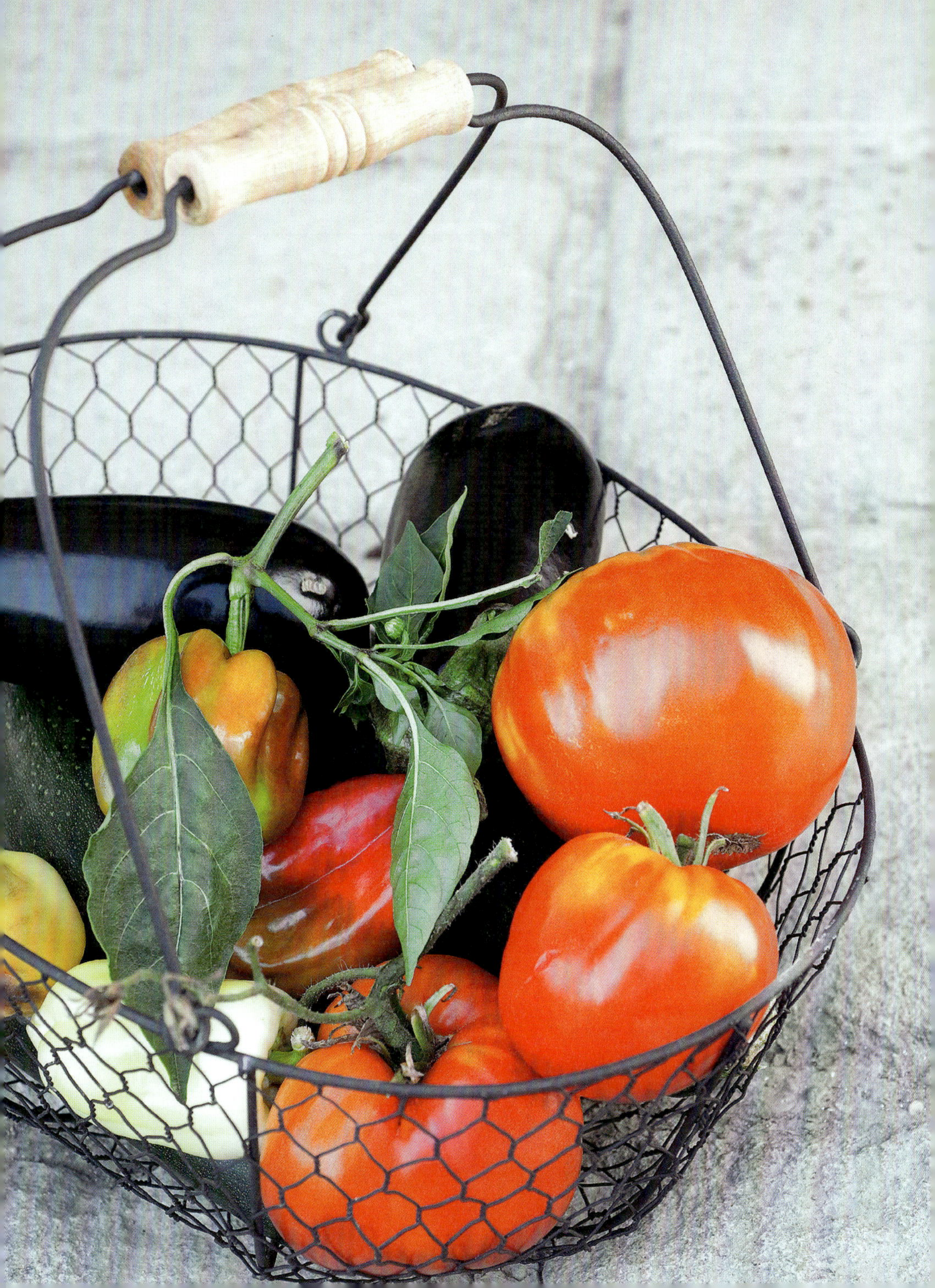

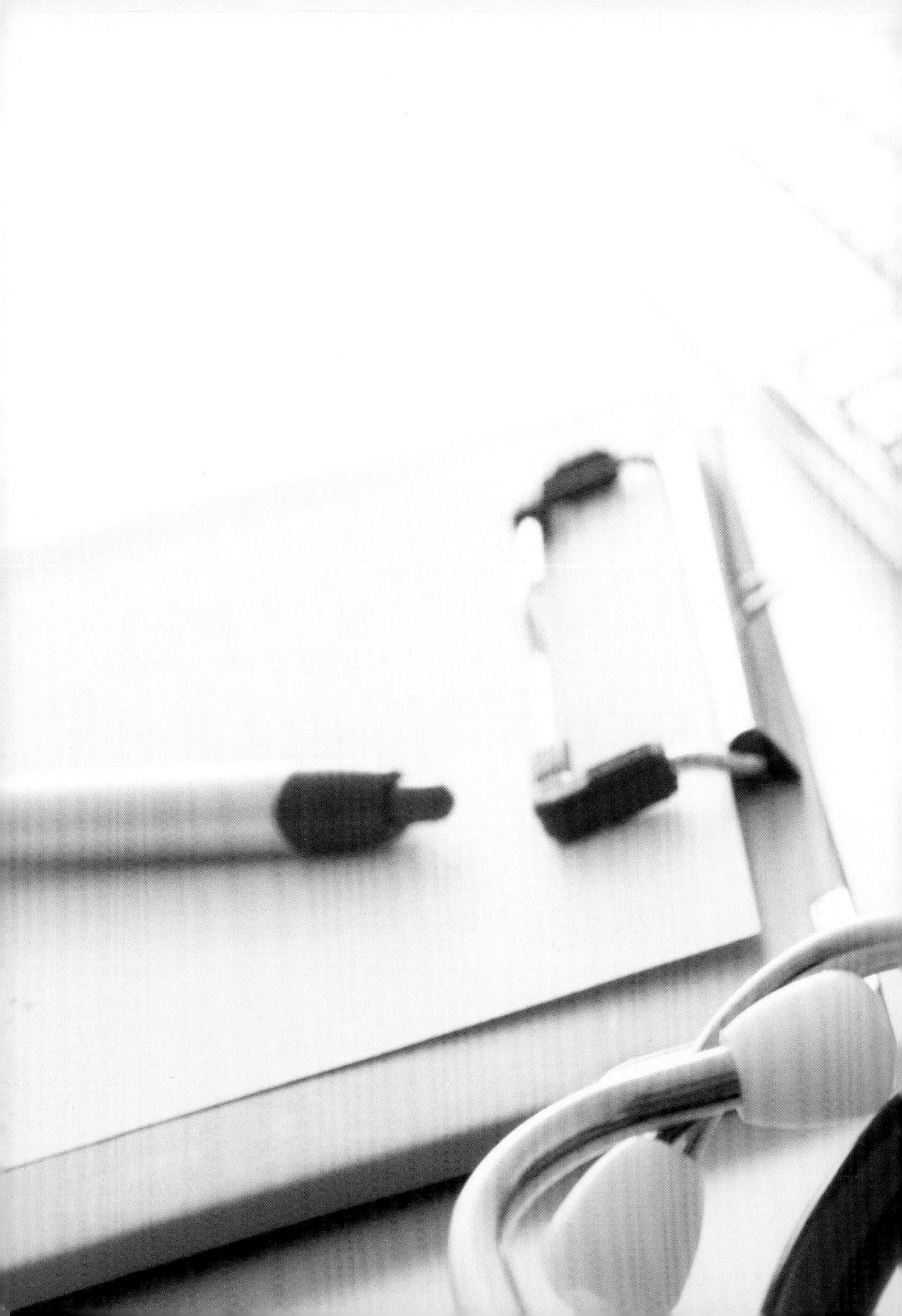

BEVOR SIE STARTEN – DAS MÜSSEN SIE WISSEN

Als Gichtpatient wissen Sie, wie sehr die starken Schmerzen die Lebensqualität beeinträchtigen. Wenn Sie den 10-Wochen-Plan in diesem Buch umsetzen, finden Sie Tag für Tag, Woche für Woche wieder zu guter Gesundheit und einem positiven Lebensgefühl zurück. Hier sagen wir Ihnen, wie das geht.

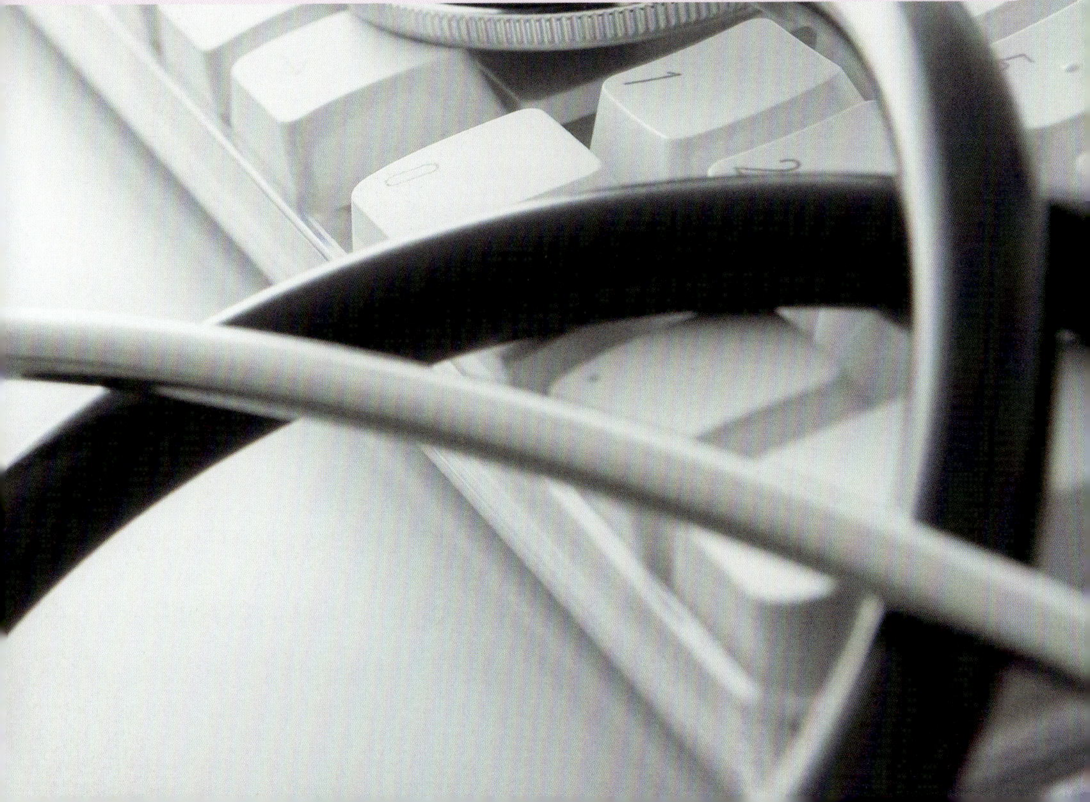

Wie Sie Ihr Ziel erreichen

Gicht geht häufig mit starken Gelenk- und Gliederschmerzen einher. Einfache Bewegungen sind dann nicht mehr möglich, normale Tätigkeiten im Alltag können nur noch unter großen Mühen ausgeführt werden. Das wirkt sich unweigerlich auf die Psyche aus; die Patienten ziehen sich mehr und mehr zurück. In diesem Buch erfahren Sie, wie Sie selbst Ihren Stoffwechsel positiv beeinflussen und Ihre Harnsäurewerte sowie andere wichtige Parameter ins Lot bringen, um körperlich und seelisch wieder ins Gleichgewicht zu kommen.

Auf den ersten Seiten dieses Buches und damit in Woche 1 bekommen Sie ein wenig Theorie an die Hand. Sie erfahren, was Sie unbedingt über Gicht wissen müssen, und lernen wichtige Fachbegriffe kennen. Sie erhalten grundlegende Informationen über den Harnsäurestoffwechsel und seine Funktion im Gesamtstoffwechsel, das heißt, Sie werden verstehen, wie alles zusammenspielt. Damit Sie gleich den Weg in Richtung Gesundheit und Wohlbefinden einschlagen können, finden Sie für Ihren Einkauf einen ersten Überblick über die Nahrungsmittel, die Sie zu sich nehmen dürfen und die, von denen Sie besser die Finger lassen sollten.

> !
>
> Hauptübel sind ein gestörter Stoffwechsel und erhöhte Harnstoffwerte.

Danach beginnt der praktische Teil; in den Wochen 2 bis 8 bekommen Sie wertvolle Informationen über Maßnahmen und Möglichkeiten der Stoffwechselregulierung, um die Harnsäurewerte zu harmonisieren. Sie finden hier viele Ratschläge auch aus Naturheilkunde und Homöopathie.

Sehr wirkungsvoll beispielsweise sind die generellen Ernährungs- und Bewegungsempfehlungen, die Heilkräuter zur inneren und äußerlichen Anwendung, die Entspannungsübungen zum Stressabbau und viele mehr. Das Spektrum an Therapiemöglichkeiten ist gerade für die Vorbeugung und Behandlung von Gicht sehr vielfältig. Sie werden merken, dass Sie bald eine

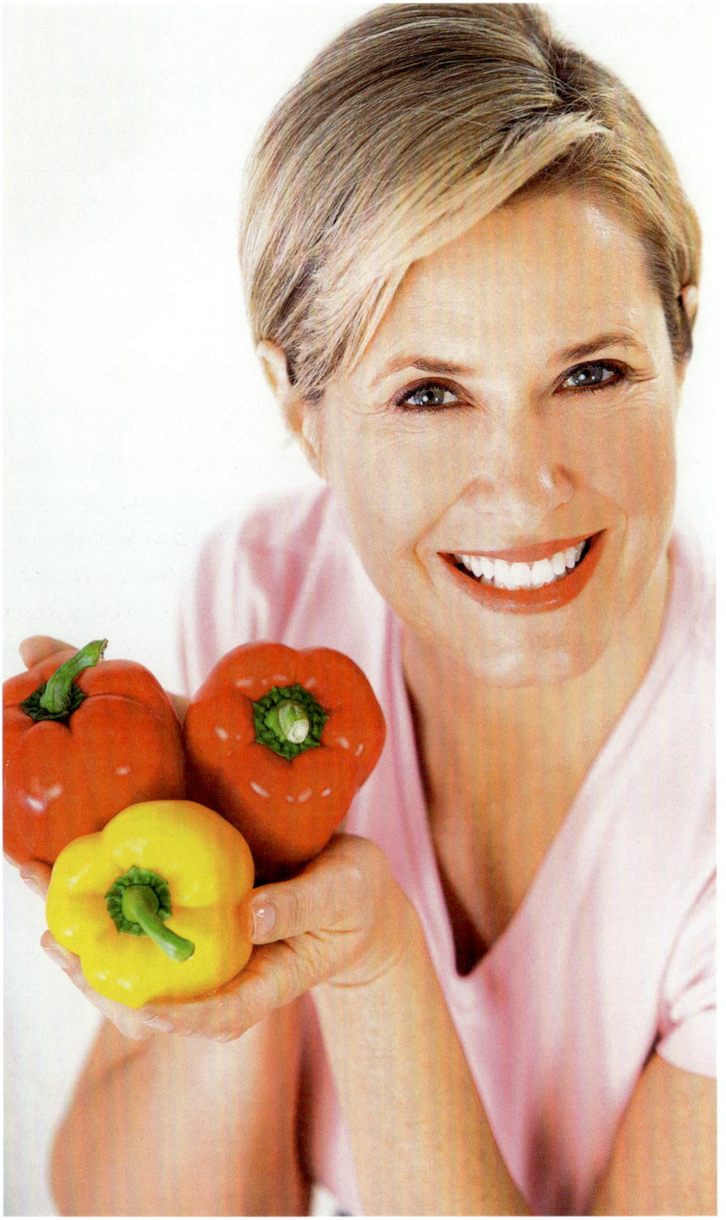

Eine Ernährungsumstellung kann Ihren Soffwechsel positiv beeinflussen.

Fülle von ganz einfachen Maßnahmen zur Selbsthilfe nutzen können.

In den letzten beiden Kapiteln, also in den Wochen 9 und 10, finden Sie im „Kochstudio“ leckere Rezepte für eine ausgewogene Ernährung, die Ihren Stoffwechsel insgesamt ausbalanciert, einer Gichterkrankung entgegenwirkt und dazu beiträgt, sie langfristig zu verhüten.

Gewohnheiten ändern sich nur langsam

Wenn Sie für das Durchlesen des Buches und die Durchführung der Maßnahmen bzw. Übungen länger brauchen als angegeben, ist das überhaupt kein Problem. Nehmen Sie sich die Zeit, die Sie benötigen, und setzen Sie sich bitte nicht unter Druck. Wir Menschen sind eben Gewohnheitstiere und Gewohnheiten, die sich über Jahre und Jahrzehnte in unser Alltagsleben eingeschlichen und dort festgesetzt haben, lassen sich oft nicht so schnell und schon gar nicht quasi von einer Stunde auf die nächste ändern. Dass jemand vollkommen konsequent ist, einen radikalen Schnitt macht und unliebsame Gewohnheiten wie z. B. übermäßigen Alkoholkonsum, zu fettes Essen und/oder das Rauchen von heute auf morgen aufgibt, ist eher selten. Die meisten von uns brauchen dazu länger. Sie benötigen Spielräume, um nach und nach neue Verhaltensmuster einzuüben, die ihrer Gesundheit zuträglich sind.

Ganz wichtig auf dem neuen Weg sind kleine Etappensiege, Zwischenerfolge, die langsam, aber sicher zum Ziel führen, die zwischendurch aufbauen, stärken und zum Weitermachen motivieren. Wenn Sie z. B. abnehmen möchten, sind Sie schon ganz glücklich, wenn die ersten zwei, drei Kilos dahingeschmolzen sind und Ihre Jeans nicht mehr überall zwickt und klemmt, sondern wieder bequem sitzt. Das gibt Ihnen die Kraft, um weiterhin am Ball zu bleiben, auf die nächste Stufe und am Ende schließlich zum Wunschgewicht zu gelangen.

Auf ähnliche Weise bekommen Sie das Gesundheitsproblem Gicht in den Griff. Bilden sich die Veränderungen an den Gelenken allmählich zurück, schwinden Schwellungen und Schmerzen, so empfinden Sie das bereits als enorme Erleichterung. Energie und Lebenslust kommen wieder, Sie werden beweglicher, fühlen sich schon jetzt wie ein neuer Mensch. Fangen Sie an und machen Sie sich auf den Weg, um dieses Gefühl bald zu erlangen! Den ersten Schritt dazu haben Sie mit dem Kauf dieses Buches ja bereits getan.

Machen Sie sich keinen Druck! Sie allein bestimmen das Tempo, in dem Sie Ihre Lebensgewohnheiten ändern.

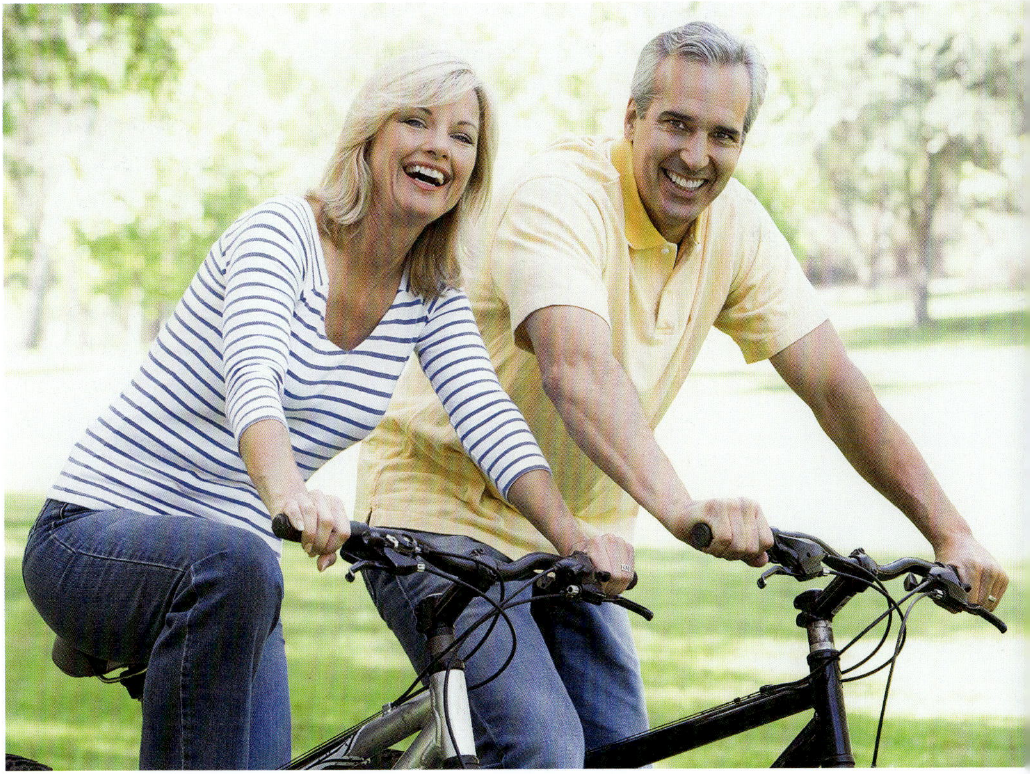

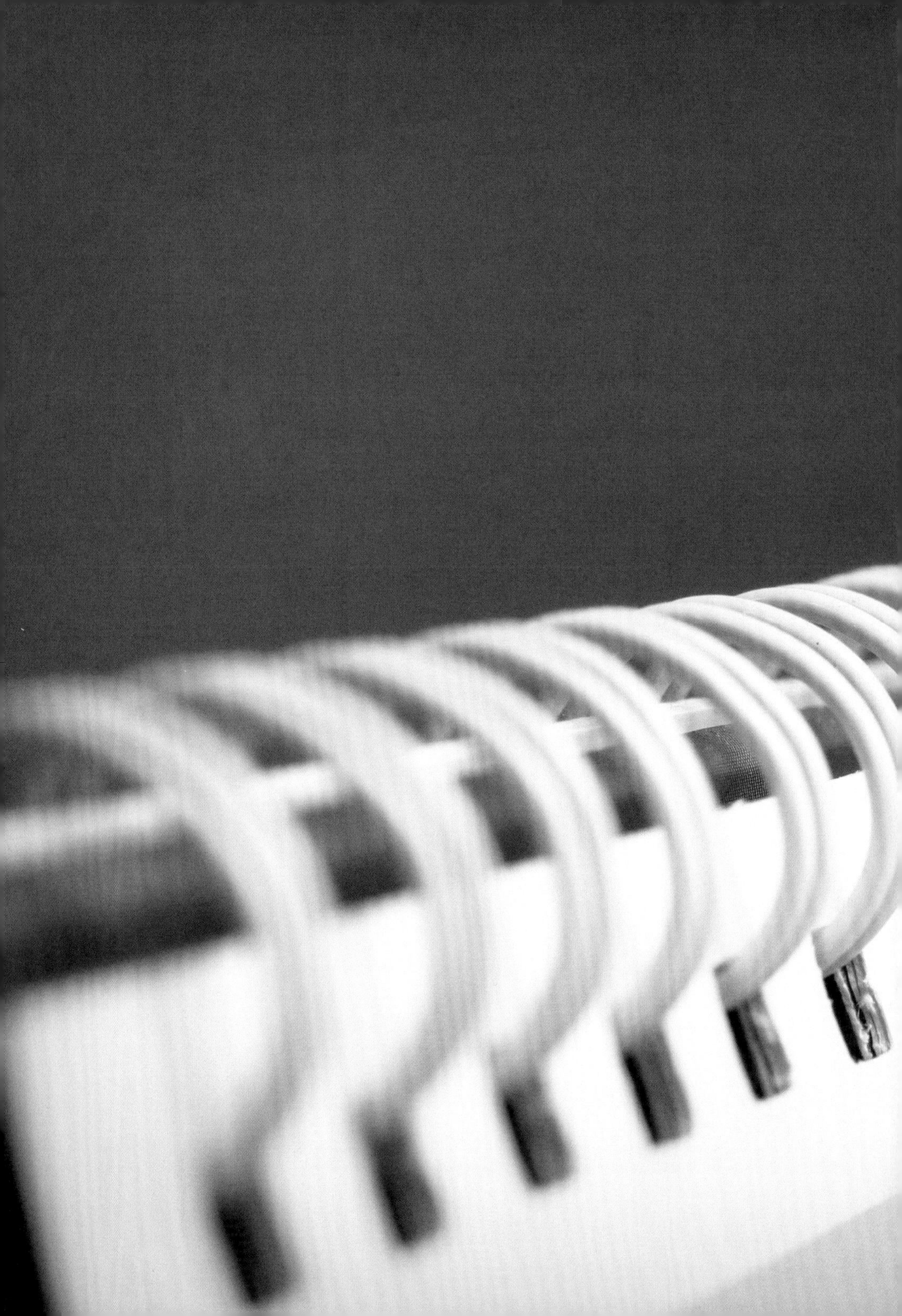

IHR 10-WOCHEN-PLAN

Fangen Sie jetzt mit dem 10-Wochen-Plan an, um Schritt für Schritt Ihre Harnsäurewerte zu senken und Ihren Körper von der Gicht zu befreien. Der schöne Nebeneffekt: Sie werden sich in Kürze gesund, fit, zufrieden und ausgeglichen fühlen und Ihren Alltag wieder leichter und freudiger meistern.

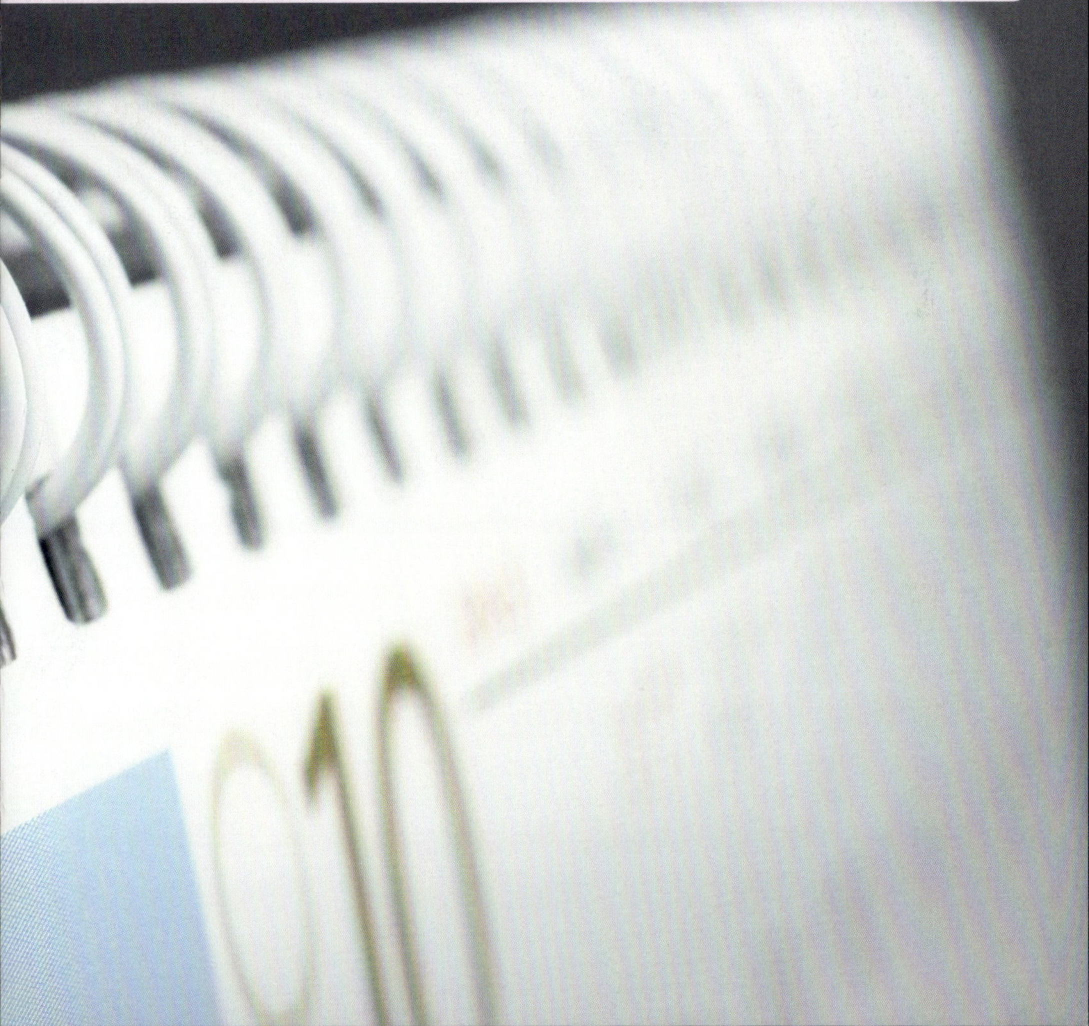

1. WOCHE

Die Krankheit verstehen

In der ersten Woche lassen Sie es langsam angehen: Hier geht es zunächst einmal darum, die Krankheit Gicht besser zu verstehen. Dazu erhalten Sie in diesem Kapitel Informationen zu den Stoffwechselabläufen in Ihrem Körper und welche Rolle die Harnsäuren dabei spielen. Außerdem erfahren Sie, durch welche Faktoren und Einflüsse es bei Ihnen möglicherweise zu einer Entgleisung der Harnsäurewerte gekommen ist und welche Folgen das für Ihren Organismus hat. Nicht zuletzt lernen Sie, Ihre eigene Situation besser einzuschätzen, die Signale Ihres Körpers wahrzunehmen und zu erkennen, wann Selbsthilfe noch ausreichend ist und wann Sie besser einen Arzt konsultieren sollten. Hier hilft Ihnen auch die Checkliste am Ende dieses Kapitels.

Dieses Buch hilft Ihnen dabei, die Krankheit Gicht besser zu verstehen.

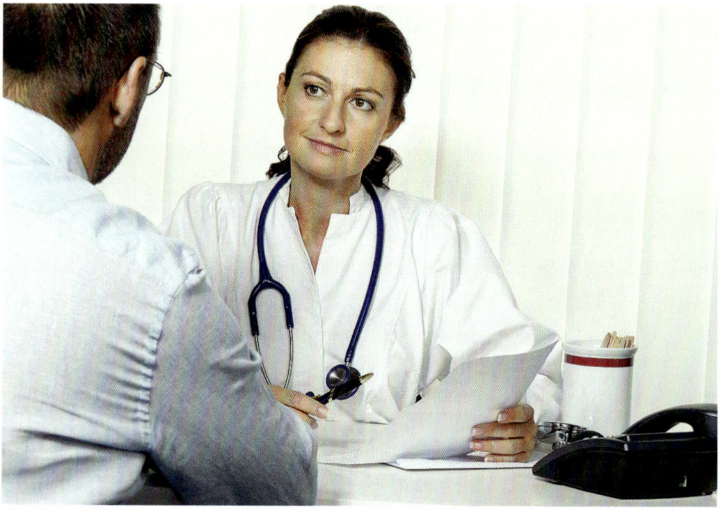

Was ist Gicht überhaupt?

Gicht (Arthritis urica) ist eine Stoffwechselerkrankung, bei der es zu erhöhten Harnsäurewerten im Blut kommt. Ursache dafür sind die sogenannten Purine. Das sind Eiweißbausteine, die wir mit der Nahrung aufnehmen und die sich vor allem im Fleisch finden. Purine werden zu Harnsäure abgebaut und normalerweise über die Nieren ausgeschieden. Manche Menschen können die Harnsäure aber nicht in ausreichendem Maße ausscheiden. Ist die Konzentration an Harnsäure dann zu hoch, bilden sich aus diesem Stoffwechselprodukt Kristalle, die sich vorzugsweise an Gelenken und Sehnen ansammeln und dort zu schmerzhaften Veränderungen führen können.

!

Purine sind Eiweißbausteine aus der Nahrung, die beim Gesunden über die Nieren ausgeschieden werden.

Zwei Formen der Gicht

Primäre Gicht

Häufig liegt eine angeborene Neigung zu Gicht vor. Risikofaktoren wie Übergewicht und der übermäßige Verzehr von Fleisch und anderen purinreichen Nahrungsmitteln erhöhen die Wahrscheinlichkeit, dass die Gicht zum Ausbruch kommt. 98 bis 99 Prozent aller Gichterkrankungen fallen hierunter.

Sekundäre Gicht

Diese Form liegt nur bei etwa 2 Prozent vor und entsteht aufgrund anderer Erkrankungen und Störungen. Dazu zählen Krebserkrankungen des blutbildenden Systems (z. B. Lymphome), Nierenkrankheiten und ein erhöhter Milchsäurespiegel im Blut. Weitere Ursachen sind vermehrte Strahlenbelastung, die Einnahme von Zellgiften (etwa bei einer Chemotherapie) und Alkoholmissbrauch.

Typisches Symptom: Gichtknoten

!

Es gibt auch schmerzlose Gichtknoten, etwa am Fuß, am Ohr oder auf dem Nasenrücken.

Eine der häufigen Veränderungen sind die sogenannten Gichtknoten. Sie werden in der Fachsprache auch Gichttophi oder einfach nur Tophi (Einzahl: Tophus) genannt und finden sich an den Sehnenansätzen oder Knorpeln in der Region der betroffenen Gelenke. Solche Gichttophi entstehen vorwiegend dann, wenn die Gicht chronisch geworden ist. Es kommt zu regelmäßig wiederkehrenden Gelenkschmerzen und schließlich zu Gelenkschäden, die nicht mehr rückgängig zu machen sind. Gichtknoten können so gut wie jedes Gelenk befallen, z. B. die Gelenke der Finger und der Zehen.

Die Fußgicht (Podagra) beispielsweise tritt häufig am Großzehengrundgelenk auf, das stark gerötet und geschwollen ist, außerdem entstehen dort Gichttophi. Diese können einen halben bis einen Zentimeter groß werden und sind mit einer weißen Flüssigkeit bzw. Masse gefüllt, die hauptsächlich aus Harnsäureablagerungen besteht. Eine Berührung dieser Tophi löst in der Regel keine Schmerzen aus. Am äußeren Rand der Ohrmuscheln können derbe, schmerzlose Ohrtophi auftreten. Manchmal bilden sich diese Ablagerungen von Harnsäurekristallen auch auf dem Nasenrücken.

Gelenke, die häufig von einem Gichtanfall betroffen sind	
Großzehengrundgelenk	60 %
Sprunggelenk	14 %
Knie	6 %
Fußweichteile und übrige Zehen	2 %

Quelle: www.gichtliga.de

Gichtknoten zeigen sich vorwiegend in einem späten Stadium der Erkrankung. Wird der Patient rechtzeitig und vor allem richtig behandelt, so kann die Entstehung der Gichttophi sogar verhindert werden. Aber selbst nach einer bereits über Jahre bestehenden Gicht ist es möglich, die Knoten zu reduzieren oder vollständig abzubauen. Eine weitere Möglichkeit ist, sie operativ zu entfernen. Dieser Weg erweist sich in vielen Fällen als sinnvoll, damit es nicht zu weiteren Schädigungen der betroffenen Gelenke und Knorpel kommt.

!

In manchen Fällen ist es sinnvoll, die Knoten operativ zu entfernen.

Da Gichtknoten zu den ganz typischen Symptomen der Krankheit gehören, stellen sie einen sicheren Baustein bei der Diagnose dieser Gelenkkrankheit dar. Im Röntgenbild lassen sie sich eindeutig nachweisen.

Was passiert bei einem Gichtanfall?

Bei keiner Gelenkerkrankung treten so starke Schmerzen auf wie bei einem Gichtanfall. Er überfällt die Betroffenen ganz unerwartet meist in der Nacht. Bei etwa 60 Prozent der Gichtpatienten schwillt das Großzehengrundgelenk an und verfärbt sich rötlich violett, es wird außerdem heiß und tut extrem weh. Allein der Druck der Bettdecke kann die Schmerzen in den betroffenen Gelenkregionen bis ins Unerträgliche steigern. Erst am Morgen lassen sie dann endlich etwas nach. Manchmal aber kehren sie während der nächsten drei bis fünf Tage anfallsartig wieder.

Ein Gichtanfall am Fuß hat meist zur Folge, dass sich die erkrankte Person nur unter großen Schmerzen und sehr mühsam fortbewegen kann. Sie läuft daher mit kleinen, trippelnden Schritten. Schwillt das Grundgelenk des großen Zehs an, so ist es manchmal nicht einmal mehr möglich, die Socke oder den Schuh an- oder auszuziehen.

!

Ein Gichtanfall ist geprägt von akuten Schmerzen, geschwollenen Gelenken und heißer, geröteter Haut. An den Gelenken entstehen oft kleine Knoten.

Merkmale der Gicht auf einen Blick

- Innerhalb weniger Stunden kommt es zu immer heftiger werdenden Schmerzen an einem oder mehreren Gelenken.
- Die Regionen rund um die betroffenen Gelenke schwellen an, werden rot und heiß, die Haut glänzt.
- Es kann leichtes Fieber auftreten.
- Bei Gicht am Großzehengelenk (Podagra) sind Schmerzen und Schwellung manchmal so stark, dass das Tragen von Socken und Schuhen sowie das Gehen fast unmöglich werden.
- Nach Abklingen anfänglicher Schmerzen können für ein paar Tage bis hin zu einigen Wochen Gelenkbeschwerden folgen.
- Besteht die Gicht schon länger, so zeigen sich oft Gichtknoten (Gichttophi) in Form von festen, weißen Klumpen unter der Haut.
- Betroffene haben häufig auch Nierenprobleme wie etwa Nierensteine. In seltenen Fällen kommt es als Folge der Gichterkrankung zu einer ernsthaften Nierenfunktionsstörung.

Ein Gichtanfall sollte so schnell wie möglich konsequent behandelt werden. Dann zieht er auch keine bleibenden Schäden nach sich. Ignoriert man ihn, therapiert man ihn falsch oder unzureichend, so kann er der Beginn eines Gesundheitsproblems sein, das ein ganzes Leben lang bestehen bleibt. Zwar dauert es manchmal Jahre, bis ein erneuter Gichtanfall auftritt, aber dann werden die zeitlichen Abstände zwischen den einzelnen Anfällen immer kürzer, bis sie schließlich chronisch auftreten.

Eine Zerstörung der Gelenkknorpel, der Knochen und Sehnen in den betroffenen Arealen ist nun nicht mehr aufzuhalten. Es kommt zu irreparablen Gelenkschäden mit Deformierungen und zu Bewegungseinschränkungen, die von heftigen Schmerzen begleitet werden. Das alles vermindert die Lebensqualität enorm.

Behandlung der Gicht

Der Arzt verordnet im akuten Gichtanfall meist Colchicin, das aus den Samen der Herbstzeitlosen gewonnen wird. Der Patient sollte viel trinken, mindestens 2,5 Liter täglich in Form von Mineralwasser, verdünnten Obst- und Gemüsesäften oder Kräuter- und Früchtetees. Außerdem gilt es, eine purinarme Kost einzuhalten (siehe Seite 24).

Die Behandlung stellt eine Dauertherapie dar, deren Erfolg von der konsequenten Einnahme der verordneten Medikamente und der Einhaltung entsprechender Ernährungsvorgaben abhängt.

!

Ein Gichtanfall erfordert rasches und richtiges Handeln, um langfristige negative Folgen zu vermeiden.

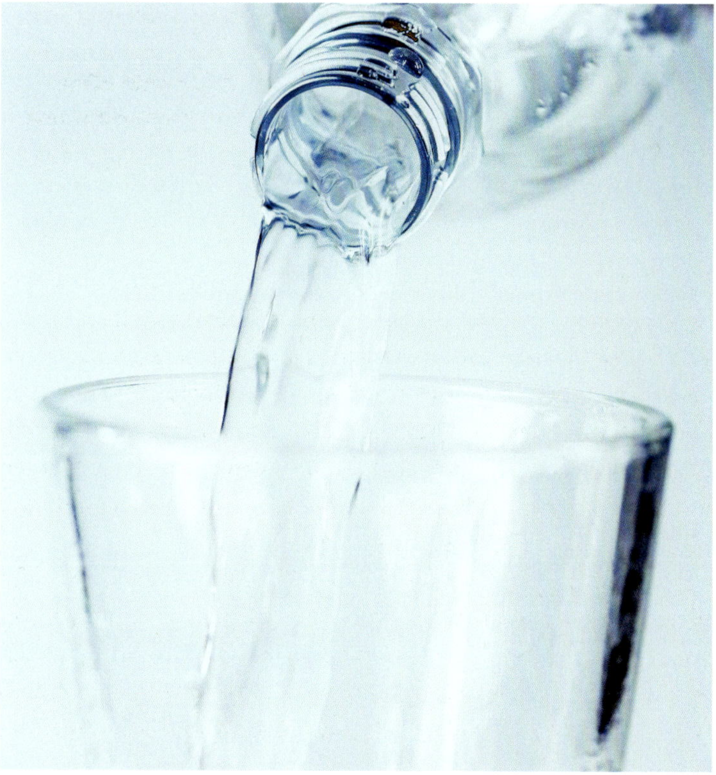

Gichtpatienten sollten viel trinken – mindestens 2,5 Liter am Tag.

!

Spricht der Arzt von Hyperurikämie, meint er einen erhöhten Harnsäurespiegel.

SPECIAL

Kleiner Exkurs in die Biochemie des Körpers

Wie Sie bereits gelesen haben, spielen die Harnsäure sowie tierische Eiweiße, die sogenannten Purine, eine Schlüsselrolle bei der Entstehung von Gicht. Was aber ist nun Harnsäure genau und welche Bedeutung hat sie im Stoffwechsel des Körpers?

Harnsäure ist eine biochemische Substanz, die beim Abbau von Eiweißstoffen aus der DNA, also der Erbsubstanz in den Zellkernen, entsteht. Genauer gesagt handelt es sich um die sogenannten Purinbasen, wichtige Bausteine in der DNA. Ein vermehrter Abbau von Purinbasen und – damit verbunden – eine vermehrte Bildung von Harnsäure fällt an, wenn wir purinhaltige Lebensmittel zu uns nehmen. Dazu gehören beispielsweise Wild, Innereien wie Herz und Leber, aber auch Geflügel, Muscheln und bestimmte Fischarten (siehe Tabelle Seite 24).

Auch im Blut können die Harnsäurewerte ansteigen, wenn die Ausscheidung beeinträchtigt ist, etwa bei stärkerem Alkoholkonsum, durch die Einnahme bestimmter Medikamente (z. B. gegen Krebs) oder bei Nierenstörungen. Die Harnsäure wird nämlich zu 75 Prozent über die Nieren ausgeschieden, der Rest wird über den Schweiß, den Speichel und den Darm aus dem Körper abtransportiert.

Wie viel Harnsäure sich im Körper befindet, hängt vom Alter, vom Geschlecht und von der Ernährung des Einzelnen ab. Ist zu viel Harnsäure im Blut messbar, so sprechen Mediziner von einer Hyperurikämie. Hierbei kann die Harnsäure in Form von Harnsäurekristallen ausfallen.

Der ideale Harnsäurewert bei Männern:
Untergrenze: 3,6 Milligramm pro Deziliter (mg/dl)
Obergrenze: 8,2 Milligramm pro Deziliter (mg/dl)

Der ideale Harnsäurewert bei Frauen:
Untergrenze: 2,3 Milligramm pro Deziliter (mg/dl)
Obergrenze: 6,1 Milligramm pro Deziliter (mg/dl)

Was dürfen Sie essen und was nicht?

Damit Sie Ihrem Körper gleich etwas Gutes tun können, bekommen Sie bereits in der „Theoriewoche“ eine praktische Empfehlung an die Hand: Die folgende Ernährungstabelle wird Ihnen helfen, Ihren nächsten Einkauf und damit auch Ihre zukünftigen Mahlzeiten bewusster zu gestalten. Am Anfang stehen zwar Wissen und Erkenntnis, was zweifellos sehr wichtig ist, aber noch wichtiger ist, dass Sie Ihren guten Vorsätzen auch gleich Taten folgen lassen. Auch wenn es zu Beginn ein wenig mühsam ist, die richtigen Lebensmittel auszuwählen, und Sie vielleicht immer wieder in der Liste nachlesen müssen, werden Sie feststellen, dass Sie bald schon ganz automatisch dazu greifen.

Ab Woche 2 ist dieser Ratgeber dann ganz und gar auf die praktischen Maßnahmen, Empfehlungen und Anwendungen ausgerichtet und Sie werden noch viele weitere wertvolle Tipps zum Thema Ernährung erhalten.

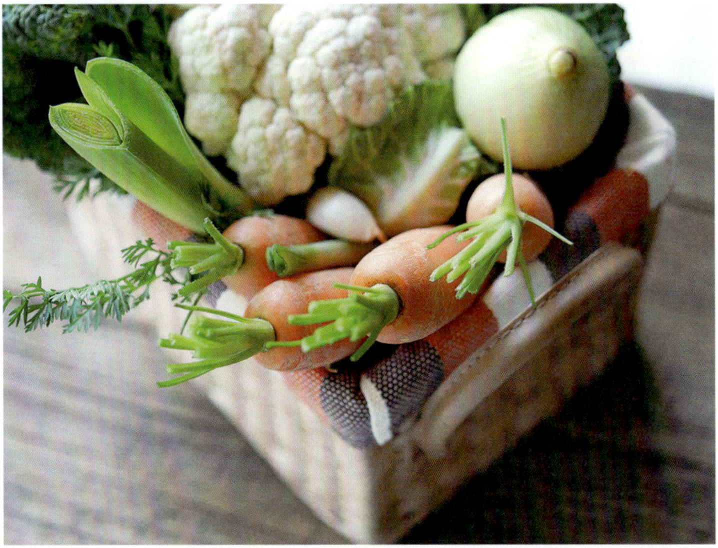

Packen Sie die richtigen Lebensmittel in Ihren Einkaufskorb.

Die richtige Ernährung bei Gicht

LEICHT PURINHALTIG	MÄSSIG PURINHALTIG	STARK PURINHALTIG
Diese Nahrungsmittel kann man so oft essen, wie man möchte (Ausnahme: Eier).	**Diese Nahrungsmittel kann man einmal täglich essen. Während akuten Gichtanfällen lieber meiden.**	**Diese Nahrungsmittel sollte man tunlichst meiden bzw. ganz streichen.**
Brot, Getreideprodukte	Rind, Schwein, Lamm und andere mäßig purinhaltige Fleischsorten	Alkohol (beeinträchtigt die Ausscheidung von Harnsäure)
Cremige, mit fettarmer Milch gemachte Suppen	Brühe und Bouillon aus Fleisch oder Geflügel, das nicht stark purinhaltig ist	Brühe und Bouillon, die NICHT aus leicht bzw. mäßig purinhaltigem Fleisch oder Geflügel gemacht sind
Eier (3 bis 4 pro Woche)	Hefe, egal in welcher Form	Kaviar und Wild
Fettarmer und fettfreier Käse	Fleischsuppe bzw. Fleischbrühe	Fleischextrakt
Fette und Öle	Frische Bohnen und Erbsen	Hackfleisch
Gelatine	Fisch- und Krustentiersorten, die nicht stark purinhaltig sind	Bratensaucen
Kaffee und Tee	Pilze	Sardellen, Hering, Makrelen, Sardinen, Sprotten
Milch	Geflügel, das nicht stark purinhaltig ist	Innereien wie Herz und Leber
Nudeln	Hafer und Haferflocken	Muscheln wie Miesmuscheln, Jakobsmuscheln
Nüsse, Erdnussbutter	Getrocknete Bohnen, Erbsen und Linsen	Gans, Ente, Wachtel, Rebhuhn
Obst und Fruchtsäfte	Weizenkeime und Weizenkleie, Weizenkeimbrot	

LEICHT PURINHALTIG	MÄSSIG PURINHALTIG	STARK PURINHALTIG
Suppen ohne Fleischbrühe bzw. Fleischextrakt	Vollkornprodukte	
Weißer Reis	Limonade, Colagetränke	
Zucker, Sirup und Süßes (in Maßen!)		

Quelle: www.gichtbehandlung.com

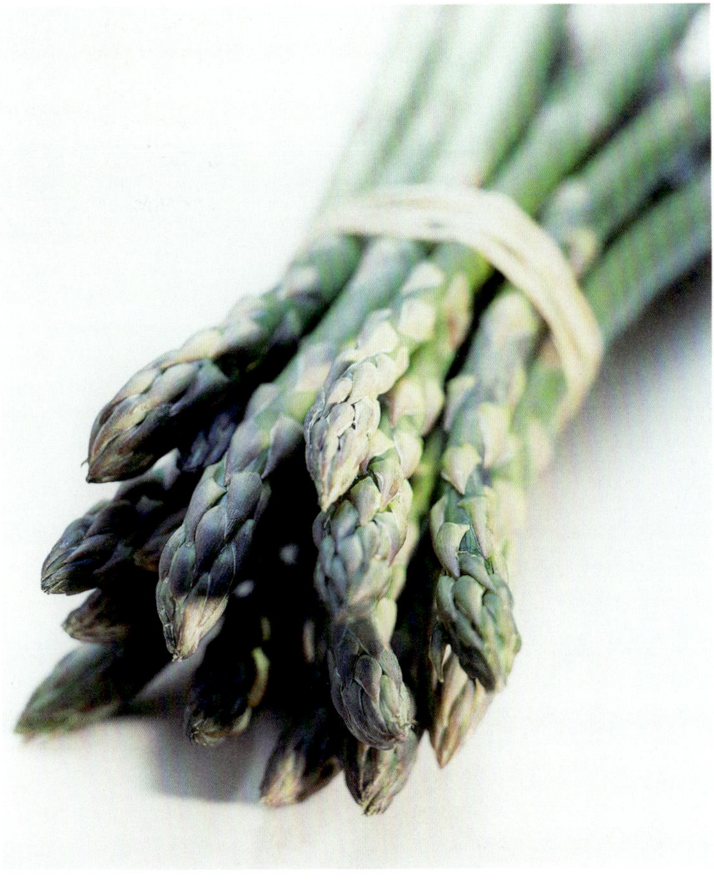

Laut neuester wissenschaftlicher Erkenntnisse sind Spargel, aber auch Blumenkohl und Spinat nur gering purinhaltig.

Checkliste: Wie hoch ist Ihr Gichtrisiko?

Die folgende Checkliste gibt Ihnen Aufschluss über Ihre gesundheitliche Situation. Vor allem können Sie herausfinden, ob Ihr Risiko, an Gicht zu erkranken, erhöht ist. Beantworten Sie die folgenden Fragen bitte selbstkritisch und ehrlich. Sollten Sie mehr als drei Fragen mit Ja beantwortet haben, ist Ihr Stoffwechsel wahrscheinlich stark gefordert und vielleicht sogar überfordert. Möglicherweise machen Ihnen schon die ersten Zeichen einer Gichterkrankung zu schaffen, z. B. schmerzende, entzündete Gelenke.

Scheuen Sie sich nicht, medizinische Hilfe in Anspruch zu nehmen. Gehen Sie zum Arzt, lassen Sie sich gründlich untersuchen und ändern Sie Ihre Lebens- und Ernährungsgewohnheiten entsprechend den Empfehlungen dieses Ratgebers. Nur so können sich Ihr Stoffwechsel normalisieren und die gestörten Regulationsprozesse wieder ins Lot kommen.

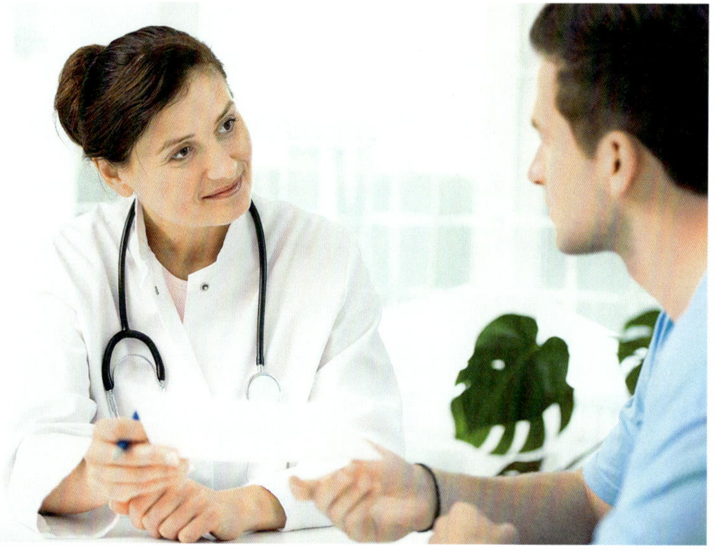

Scheuen Sie sich nicht, medizinische Hilfe in Anspruch zu nehmen.

FRAGEN ZU IHREN LEBENSGEWOHNHEITEN		
Essen Sie viel Fleisch und Wurst?	Ja	Nein
Nehmen Sie häufig Innereien zu sich?	Ja	Nein
Essen Sie gerne Muscheln, Makrelen, Sardinen etc.?	Ja	Nein
Ernähren Sie sich sehr fettreich?	Ja	Nein
Nehmen Sie wenig frisches Obst und Gemüse zu sich?	Ja	Nein
Trinken Sie regelmäßig Alkohol?	Ja	Nein
Trinken Sie weniger als zwei Liter (Wasser) am Tag?	Ja	Nein
Sitzen Sie viel und bewegen Sie sich zu wenig?	Ja	Nein
Treiben Sie wenig oder keinen Sport?	Ja	Nein

FRAGEN ZU IHRER GESUNDHEIT		
Leiden Sie unter Gelenkbeschwerden?	Ja	Nein
Sind die Gelenke öfter heiß, geschwollen und gerötet?	Ja	Nein
Zeigen sich Veränderungen wie Knötchen?	Ja	Nein
Haben Sie Probleme beim Gehen?	Ja	Nein
Leiden Sie unter konstantem Übergewicht?	Ja	Nein
Haben Sie mit Nierenproblemen zu tun (Nierensteine)?	Ja	Nein
Wurden bei Ihnen erhöhte Harnsäurewerte gemessen?	Ja	Nein

!

Die Checkliste hilft Ihnen, herauszufinden, ob Ihr Risiko an Gicht zu erkranken, erhöht ist.

Empfehlungen für die 1. Woche

!

Fettes Fleisch, Innereien und Alkohol erhöhen die Harnsäurewerte. Deshalb heißt es den Verzehr einschränken.

Empfehlung 1

In der Tabelle „Die richtige Ernährung bei Gicht“ auf Seite 24 finden Sie in der linken Spalte all die Lebensmittel und Getränke, die arm an Purinen und somit sehr gut für eine Anti-Gicht-Ernährung geeignet sind. Auch die Lebensmittel aus der mittleren Spalte können Sie in Maßen genießen. Notieren Sie am besten vor Ihrem nächsten Einkauf aus diesen beiden Spalten eine Auswahl an Lebensmitteln, die Sie besonders gerne mögen, und füllen Sie Ihren Einkaufskorb entsprechend dieser Liste. Damit haben Sie schon den ersten, ganz praktischen und wichtigen Schritt zur Regulierung Ihrer Harnsäurewerte und zur Verhütung einer Gichterkrankung getan!

Empfehlung 2

Auch wenn Sie noch keine deutlichen Warnzeichen einer Gicht bemerken und sich eigentlich auch nicht krank fühlen, sollten Sie eine Untersuchung bei Ihrem (Haus-)Arzt vornehmen lassen. Zum Basis-Check gehören normalerweise eine Kontrolle der Blut- und Urinwerte, eine körperliche Untersuchung sowie eventuell eine Ultraschalluntersuchung (z. B. der Nieren, um möglichen Nierensteinen oder sonstigen Veränderungen auf die Spur zu kommen). Die medizinischen Befunde geben einen guten Überblick über Ihre körperliche Situation, sodass Sie dann in Absprache mit Ihrem Arzt gezielte Maßnahmen ergreifen können, etwa um grenzwertige oder deutlich erhöhte Harnsäurewerte wieder in den Normalbereich zu bringen.

Empfehlung 3

Nehmen Sie das Ergebnis Ihres Selbst-Checks (siehe Seite 26) zum Anlass, Ihre Lebens- und Ernährungsgewohnheiten kritisch zu überprüfen, und versuchen Sie, diese entsprechend den Vorschlägen in den nächsten Kapiteln zu optimieren. Dazu könnte beispielsweise gehören, den Genuss von Alkohol zu reduzieren oder – noch besser – einige Wochen lang ganz darauf zu verzichten. Auch mehr Bewegung und verschiedene Kuranwendungen, z. B. mit Heilpflanzen, unterstützen Ihr körperliches Wohlbefinden. Zusätzlich trägt eine weitgehend vegetarische Ernährung auf der Basis von frischem Obst und Gemüse sowie frischen Kräutern und Salaten nicht nur dazu bei, den Harnsäurestoffwechsel in Balance zu bringen, sondern auch den gesamten Stoffwechsel anzukurbeln, sodass Sie sich wieder fit und vital fühlen.

!

Regelmäßige Bewegung und eine magere Kost aus fettarmen Milchprodukten, Obst, Salat und Gemüse wirken der Gicht entgegen.

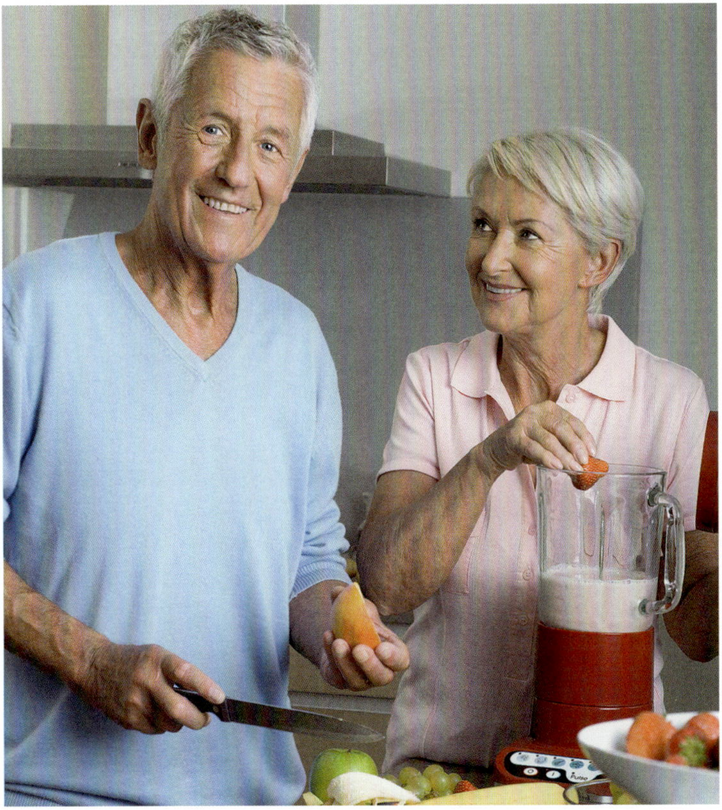

Überprüfen Sie Ihre Ernährungs- und Lebensgewohnheiten.

2. WOCHE

Richtig essen

Ernähren Sie sich ausgewogen und bewusst und betrachten Sie Ihre Nahrungsmittel als Heilmittel, die Ihnen Kraft geben und obendrein noch überschüssigen Pfunden zu Leibe rücken. Ganz wichtig für die Auswahl Ihres Essens ist nicht nur eine gute Qualität, sondern auch die richtige Menge!

Was genau meinen Ernährungswissenschaftler, wenn sie von einer ausgewogenen Ernährung sprechen? Im Grunde stellt sie das Gegenteil einer einseitigen Kost dar, die leider von vielen Menschen bevorzugt wird. Sie essen zu viel Fleisch, zu viele Süßigkeiten, zu viel Fast Food und zu viel Konservenkost. Eine ausgewogene Ernährung hingegen ist abwechslungsreich, nutzt die Vielfalt der Natur und enthält alle wichtigen Nähr- und Vitalstoffe, die unser Organismus benötigt, um optimal zu funktionieren. Diese Kost ist auch genau richtig, wenn es gilt, der Gicht den Kampf anzusagen.

Pflanzlich ist besser als tierisch

Wie Sie schon wissen, sollten Sie purinreiche Nahrungsmittel meiden und dafür reichlich purinarme zu sich nehmen (siehe Tabelle Seite 24), wenn Sie Ihre Gicht dauerhaft in den Griff bekommen möchten. Vereinfacht gesagt heißt das: mehr Obst und Gemüse und weniger Fleisch und tierische Fette essen.

Powernahrung Obst und Gemüse

Frisches Obst und Gemüse sind ideale Nährstofflieferanten: Sie enthalten wertvolle pflanzliche Eiweiße, außerdem sind sie reich an Vitaminen, Mineralstoffen, Spurenelementen und sogenannten Nutraceuticals (biologisch aktive Inhaltsstoffe), die wichtige Funktionen im Körper haben. Zudem wirken Pflanzenfasern als Ballaststoffe und regulieren somit die Verdauung. Obst und Gemüse der Saison – möglichst aus ökologischem Anbau – sollte deshalb täglich mehrmals auf Ihrem Speisezettel stehen, ja sogar den Löwenanteil Ihrer Ernährung ausmachen. Wählen Sie besser heimische Früchte- und Gemüsesorten aus, Äpfel, Birnen, Waldbeeren, Pflaumen, Zwiebeln, Kohl, Karotten, Kartoffeln, Mangold, Spinat und viele mehr, da der Körper auf diese Nahrung optimal eingestellt ist und sie gut verwerten kann. Verzehren Sie außerdem Vollkornprodukte. Auch sie sind ballaststoffreich und liefern darüber hinaus viele wichtige Mineralstoffe.

!

Obst und Gemüse ist purinarm und ballaststoffreich. Hier dürfen Sie zuschlagen!

Bitte reduzieren: Fleisch und tierische Fette

Reduzieren Sie vor allem tierisches Fett in Ihrer Ernährung, das heißt, verwenden Sie beispielsweise nur wenig Butter und stattdessen kalt gepresste Pflanzenöle, die hochwertige Fettsäuren liefern. Der Markt bietet hier eine große Auswahl, etwa Rapsöl, Olivenöl, Maiskeimöl, Distelöl und viele mehr.

Bei nicht erhöhten Harnsäurewerten sind auch Fleisch und Fisch erlaubt, allerdings nur in Maßen! Genießen Sie einmal in der Woche mageres Fleisch oder Geflügel. Achten Sie möglichst darauf, nur hochwertige Produkte zu kaufen von Tieren, die artgerecht auf ökologischen Bauernhöfen gehalten werden. Innereien jedoch sind tabu! Auch Ente oder Gans enthalten zu viele Purine.

Zweimal in der Woche können Sie qualitativ hochwertigen Fisch servieren. Verzichten Sie dabei allerdings auf Sardellen, Heringe, Makrelen, Sardinen und Sprotten.

!

Bevorzugen Sie mageres Fleisch und Geflügel und verzichten Sie auf Fertigprodukte, die meist versteckte Fette und Zucker enthalten.

Hier eine Liste von Nahrungsmitteln, die besonders viele Purine enthalten:

NAHRUNGSMITTEL	PURINE in mg/100 g	HARNSÄURE in mg/100 g
Kalbsbries	500–615	1200–1476
Sprotten	335	802
Schweinemilz	250	600
Ölsardinen	200	480
Forelle	144	345
Sardine	140	336
Kalbsleber	120	288
Gänsefleisch	106	254
Schweineschnitzel	88	211
Schinken	85	204
Hammellende	80	192
Erbsen (gekocht)	71	170
Rindfleisch (Filet)	64	154

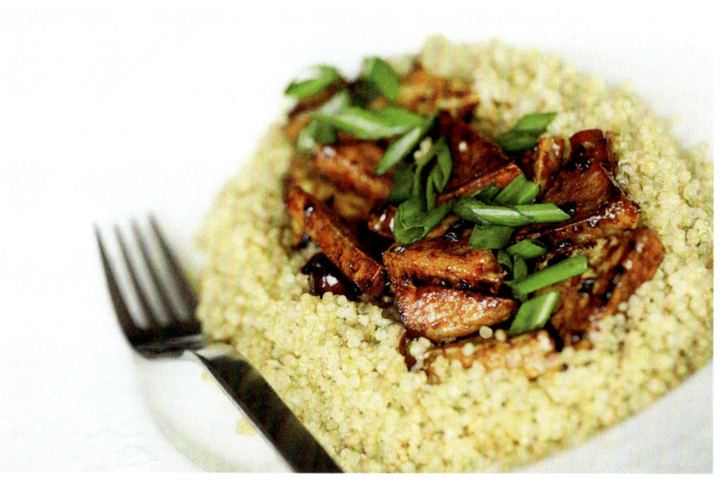

Tofuprodukte sind eine gute Alternative zu Fleischprodukten.

Gute Alternativen: Tofu, Magerquark und Co.

Sind Ihre Harnsäurewerte grenzwertig oder erhöht, so ist es ratsam, sich zumindest für einige Wochen rein vegetarisch zu ernähren. Anstelle von Fleisch können Sie z. B. Tofu verwenden. Es gibt heute eine große Auswahl an Fleischersatzprodukten, die gut schmecken und raffiniert zubereitet werden können. Anregungen dazu finden Sie im Rezeptteil ab Seite 96.

Frische, fettarme Milchprodukte runden Ihre Haupt- und Zwischenmahlzeiten ab. Zu nennen sind hier beispielsweise Magerquark, Buttermilch, Kefir und Joghurt, die einen positiven Einfluss auf die Verdauung haben. Joghurt und Quark können Sie selbst schmackhaft zubereiten, etwa mit Kräutern oder als süße Mahlzeit mit frischen Früchten. Kaufen Sie jedoch keinen fertigen Fruchtjoghurt oder -quark, denn er enthält zu viel Zucker, der Ihren Stoffwechsel belastet und zu Gewichtsproblemen führt.

Sich Zeit zum Essen nehmen

Viele Menschen essen heute hastig, oft unter Zeitdruck, gehorchen dem Terminkalender statt dem Hungergefühl und nutzen die Nahrung womöglich dazu, um Frust und Kummer zu kompensieren. Das Verdauungssystem wird dadurch langfristig belastet, die Nahrung kann nicht mehr so gut aufgenommen werden, es fehlen wichtige Nährstoffe und der Stoffwechsel gerät aus den Fugen.

> **!**
> Essen Sie stets bewusst und nie in Hektik.

Nehmen Sie sich genügend Zeit für Ihre gesunde Ernährung. Dies beginnt schon beim Einkauf. Wählen Sie in aller Ruhe aus der bunten Vielfalt an Obst- und Gemüsesorten aus. Kochen Sie dann zu Hause mit Hingabe, vielleicht auch zusammen mit Ihrem Partner oder Ihren Kindern. Und speisen Sie des Öfteren mit der ganzen Familie an einem schön gedeckten Tisch. Sie werden sehen, wie gut das allen tut.

Regelmäßige kleine Mahlzeiten statt Frustessen

Verzichten Sie aufs Essen, wenn Sie nicht hungrig sind. Knabbern und Naschen zum Zeitvertreib, beim Fernsehen, nachts aus Heißhunger oder als Kompensation von Stress, Kummer und Frustration sind sehr problematisch. Daraus kann sich sogar eine chronische Essstörung entwickeln. Lernen Sie, Appetit und die pure Lust auf bestimmte Nahrungsmittel wie Süßes oder Salziges vom echten Hungergefühl zu unterscheiden. Unterdrücken Sie dieses nicht, sondern geben Sie Ihrem Körper dann die Nahrung, wenn er sie braucht. Essen Sie statt drei großer Mahlzeiten lieber über den Tag verteilt regelmäßig fünf bis sechs kleinere. Das verträgt Ihr Körper besser, zudem belastet es die Verdauungsorgane nicht. Die Nahrung kann auf diese Weise gut verstoffwechselt und für den Organismus nutzbar gemacht werden. Als kleine Portionen für zwischendurch eignen sich Obst- und Gemüsestücke, z. B. von Äpfeln, Karotten und Paprika, dazu passen beispielsweise ein Glas Joghurt oder Buttermilch sowie ein Stück Vollkornbrot.

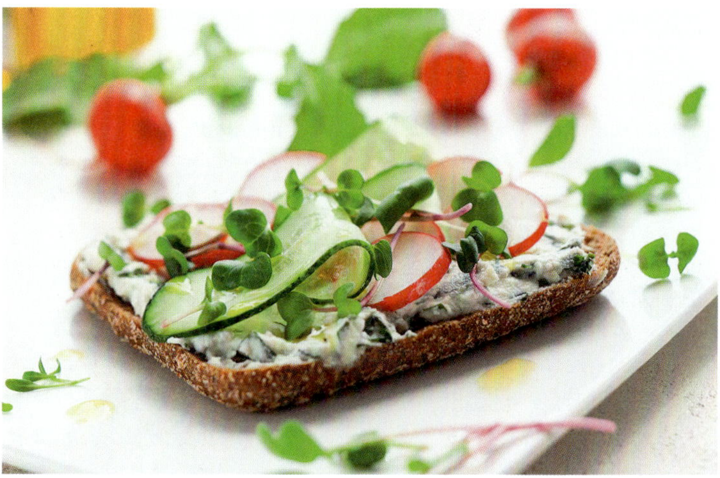

Kleine Zwischenmahlzeiten bewahren Sie vor Heißhungerattacken.

SPECIAL

Turbofitmacher für Stoffwechsel und Verdauung

Bestimmte Obst- und Gemüsesorten kann man wegen ihrer Inhaltsstoffe als wahre Turbofitmacher für Verdauung und Stoffwechsel bezeichnen. Neben pflanzlichen Lebensmitteln, welche die Stoffwechselorgane Darm, Leber und Gallenwege direkt unterstützen, sind all diejenigen Obst- und Gemüsesorten wichtig, die auch das Immunsystem anregen, das Blutbild verbessern und die Zellen gegen freie Radikale stark machen. Hier finden Sie eine Auswahl an vorwiegend heimischen Obstsorten, die Ihrem Organismus viel Kraft geben.

Äpfel – entgiften den Körper und stärken das Immunsystem

Sie enthalten wenig Kohlenhydrate, aber viele wertvolle ungesättigte Fettsäuren, Karotene, Magnesium und Eisen. Die Karotene schützen die Zellen vor den freien Radikalen, die ungesättigten Fettsäuren beeinflussen die Gefäße positiv. Der hohe Anteil an Pektinen (Ballast- bzw. Faserstoffe) im Apfel trägt nicht nur dazu bei, einen erhöhten Blutfettspiegel zu senken und die Leber zu entlasten, sondern auch Giftstoffe zu binden. Essen Sie zweimal täglich einen kleinen, reifen Bio-Apfel, am besten ungeschält. Denn in der Schale sitzen besonders viele dieser Biosubstanzen.

!

Freie Radikale sind aggressive instabile Verbindungen, die die Körperzellen schädigen können.

Aprikosen – kräftigen Nerven und Zellen

Dieses Steinobst ist ein echtes Allroundtalent für den gesamten Organismus. Aprikosen enthalten ungefähr 200 verschiedene Wirkstoffe, beispielsweise einen besonders hohen Anteil an Karotenen, die alle Körperzellen – auch die Leberzellen – abwehrstark machen. Außerdem aktiviert die Pantothensäure den Fettabbau und tut damit dem Stoffwechsel gut. Folsäure unterstützt die Bildung von neuen, gesunden Zellen und Niazin gibt den Nerven Kraft. Die Inhaltsstoffe der Aprikose helfen also einerseits Schlacken abzubauen, andererseits die Zellbildung anzuregen und die vorhandenen Zellen zu kräftigen. Schon mit sechs Aprikosen können Sie Ihren Tagesbedarf an Karotenen decken.

▶▶

!

Die Folsäure in Erdbeeren und Blattgemüse beeinflusst die Blutbildung, den Eiweiß- und den Fettstoffwechsel positiv.

Birnen – entwässern und stärken die Darmfunktion

Dieses heimische Kernobst enthält ungefähr genauso viel Zucker wie Äpfel, jedoch etwas mehr Eiweiß und Kohlenhydrate, aber weniger Fett und Fruchtsäuren. Deshalb erscheint sein Geschmack süßer als der von Äpfeln. Birnen liefern nicht nur die Vitamine A, B und C, sondern auch Mineralstoffe wie Schwefel, Zink, Kupfer, Jod, Magnesium, Folsäure und Kalium. Folsäure und Vitamin B_2 stärken die Nerven, Kalium unterstützt die Entwässerung, was gerade bei Gicht gut für den Nierenstoffwechsel und damit die Harnsäureausscheidung ist. Der hohe Gehalt an Eisen wirkt Blutarmut effektiv entgegen. Wenn Sie regelmäßig Birnen essen, beugen Sie außerdem der Entstehung von schädlichen Bakterien in Ihrem Darm vor.

Erdbeeren – schützen Herz und Immunsystem

Trotz ihrer herrlichen Süße sind Erdbeeren kalorienarm und liefern viele wertvolle Vitalstoffe wie etwa sekundäre Phenolsäuren, die entzündungshemmend und keimtötend wirken und vor Herz-Kreislauf-Erkrankungen schützen. Sie enthalten sogar mehr Vitamin C als Zitronen. Ihre Folsäure fördert die Neubildung von Zellen, was für Schwangere wichtig ist. Kaufen Sie Erdbeeren nur während der heimischen Saison, denn diese Früchte schmecken süßer als Importware, sie enthalten außerdem weniger Chemie und schonen die Umwelt wegen der kurzen Transportwege.

Himbeeren – wirken Krebs entgegen

Die aromatischen Früchtchen wachsen am Strauch und werden bis in den Spätherbst hinein geerntet. Auch in der Medizin genießen Himbeeren, die besonders viel Vitamin C enthalten, großes Ansehen. Da in ihnen ganz spezielle, noch nicht vollständig erforschte sekundäre Pflanzenstoffe enthalten sind, die freie Radikale sowie Bakterien und Viren abtöten, werden sie von Ernährungsfachleuten sogar zur Krebsprävention eingesetzt.

▶▶

Johannisbeeren – fangen freie Radikale und helfen dem Darm

Johannisbeeren sind echte Vitamin-C-Bomben. Außerdem liefern sie viel Kalium und Eisen sowie zahlreiche Spurenelemente. Das darin enthaltene Pektin hilft bei Verdauungsproblemen und die vielen kleinen Kerne in den roten und schwarzen Beeren wirken Verstopfung entgegen. Überdies schützen sie vor Krebs und Herz-Kreislauf-Erkrankungen. Ihre B-Vitamine sorgen für schönes Haar und starke Nerven. Rote Johannisbeeren enthalten übrigens etwas weniger Kalorien als schwarze.

Kirschen – senken den Harnsäurespiegel

Süß- und Sauerkirschen enthalten viel Betacarotin, Vitamin C sowie Kalium und zählen aufgrund ihres hohen Wasseranteils zu den Schlankmachern unter den Früchten. Das Kirschenessen scheint laut einer Studie obendrein noch den Plasma-Harnsäurespiegel zu senken, was eine gute Vorbeugung vor Gicht darstellt. Vor allem die dunkelroten, aromatischen Kirschen enthalten viele wertvolle sekundäre Pflanzenstoffe und sogenannte Anthocyane, die antioxidativ wirken sowie Herzinfarkt und Krebs vorbeugen sollen.

!

Vitamin B ist eine Gruppe aus acht wertvollen Vitaminen, die in tierischen und pflanzlichen Lebensmitteln vorkommen.

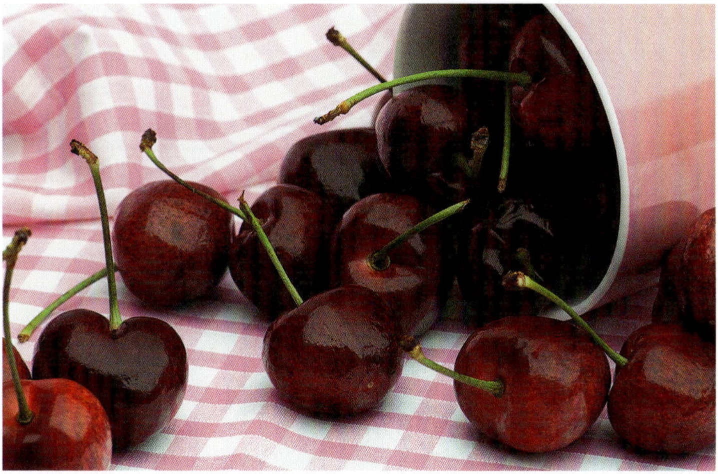

Dunkelrote Kirschen enthalten wertvolle sekundäre Pflanzenstoffe.

Empfehlungen für die 2. Woche

!

Nehmen Sie als Gichtpatient täglich nicht mehr als 110 bis 180 Gramm tierisches Eiweiß zu sich.

Empfehlung 1

Verringern Sie Ihren Konsum an tierischem Eiweiß oder verzichten Sie für einige Wochen ganz darauf, vor allem dann, wenn Ihre Harnsäurewerte hoch sind. Tierisches Eiweiß enthält Purine, als Gichtpatient sollten Sie jedoch täglich nicht mehr als etwa 110 bis 180 Gramm davon zu sich nehmen. Stark purinreiche Lebensmittel, wie Leber, Hering, Sardellen, Sprotten und Makrelen (siehe Tabelle Seite 24) lassen Sie besser ganz weg. Essen Sie stattdessen mehr pflanzliches Eiweiß, beispielsweise Bohnen und Hülsenfrüchte. Nüsse – jedoch in kleiner Menge wegen des hohen Fettanteils! – liefern ebenfalls viel pflanzliches Eiweiß.

Empfehlung 2

Je rascher Sie Gemüse und Obst nach Ernte oder Kauf zubereiten und verzehren, desto mehr Vitalstoffe nehmen Sie zu sich. Wenn Sie sie im eigenen Garten kultivieren, können Beeren, Kirschen, Tomaten und Co. direkt von der Hand in den Mund wandern. Es ist ratsam, Gemüse nur kurz zu dünsten oder schonend im Dampftopf zu garen. Auch die asiatische Variante im Wok, bei der Sie alles bei großer Hitze nur kurz anbraten, ist sinnvoll. Das Gemüse verkocht nicht, es bleibt knackig und versorgt Sie mit vielen Biostoffen. Bei Gichtproblemen sind außerdem frische Gemüsesuppen ideal. Ihr hoher Flüssigkeitsanteil unterstützt das Entschlacken und das Ausscheiden von Harnsäure.

Empfehlung 3

Damit Ihre Nahrung auch wirklich wie Medizin wirkt, sollten Sie die einzelnen Lebensmittel mit Sorgfalt auswählen und auf gute Qualität sowie Frische achten. Am besten kaufen Sie so oft wie möglich Gemüse, Obst und Vollkornprodukte aus biologischem Anbau. Auch Milchprodukte, Eier sowie Fisch, Fleisch-

und Wurstwaren aus Bio-Zucht sind immer häufiger zu einem annehmbaren Preis zu finden. Bio-Produkte enthalten zumeist viel mehr Vitamine, Mineralstoffe, Spurenelemente und andere wertvolle Vitalstoffe, weil ihnen mehr Zeit zum Wachsen und Reifen gegeben wird. Zum anderen beinhalten sie keine Pestizide und andere Schadstoffe.

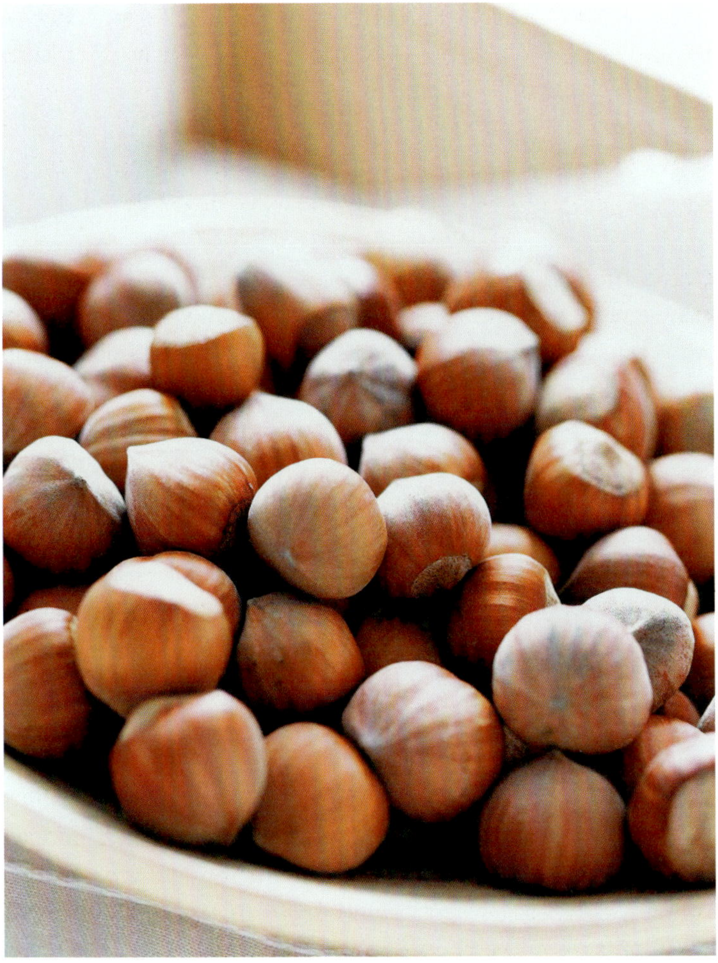

Nüsse liefern viel pflanzliches Eiweiß.

3. WOCHE

Richtig trinken

Nachdem Sie in Woche 2 begonnen haben, Ihre Ernährung umzustellen, stehen in dieser Woche Ihre Trinkgewohnheiten im Fokus. Denn nur wenn Sie genug und das Richtige trinken, kann Ihr Organismus optimal arbeiten.

Die Menge macht's

!

Trinken Sie regelmäßig, damit Ihr Stoffwechsel wie geschmiert läuft.

Der Stoffwechsel kann nur gut funktionieren, wenn dem Körper ausreichend Flüssigkeit zugeführt wird. Auch Nieren und Leber brauchen mindestens zweieinhalb bis drei Liter Flüssigkeit täglich, um ihre Entgiftungsfunktion wahrnehmen und anfallende Schadstoffe ausschwemmen zu können. Ein Erwachsener nimmt von der täglich benötigten Flüssigkeitsmenge etwa 40 Prozent über feste Nahrung auf. Den größten Teil muss er also über den Tag verteilt trinken.

Der Organismus braucht nämlich für seine Stoffwechselprozesse ununterbrochen Flüssigkeit. Diese muss genügend Zeit haben, in die Zellzwischenräume und von dort in die Zellen zu gelangen. Unser Körper kann kaum überschüssiges Wasser speichern und verfügt über nur geringe Wasserreserven. Daher sollte ein gestörtes Gleichgewicht immer wieder rasch ausgeglichen werden.

Wenn Sie zu wenig trinken, schadet das Ihrer Gesundheit, da Ihre Zellen dann regelrecht verdursten und sogar austrocknen können. Eine zu geringe Flüssigkeitszufuhr belastet außerdem den Kreislauf und es sammeln sich vermehrt Schadstoffe an. Das

Blut wird zu dickflüssig, dem Herzen sowie den anderen Organen wird die Arbeit erschwert. Der Körper hält das Wasser zurück, die Urin- und Schweißproduktion verringert sich und Stoffwechselabfälle können nicht mehr richtig ausgeschwemmt werden. Es kommt dann möglicherweise zu Kopfschmerzen, Schwindel, Blutdruckabfall, Konzentrationsschwäche, verminderter Leistungsfähigkeit und Übelkeit bis hin zu Muskelschwäche.

Wie verlässlich ist das Durstempfinden?

Durst ist normalerweise ein durchaus verlässliches Signal. Er zeigt an, dass der Körper Flüssigkeit benötigt, und tritt typischerweise dann auf, wenn man länger nichts getrunken hat oder wenn Flüssigkeit verloren gegangen ist durch vermehrtes Schwitzen im Sommer, beim Sport oder bei Krankheiten, die mit erhöhter Temperatur einhergehen.

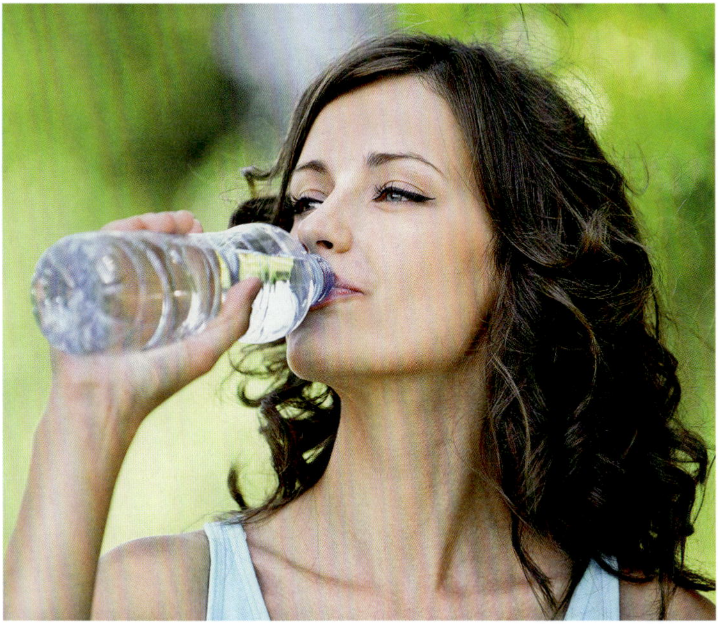

Vor allem in der warmen Jahreszeit und beim Sport sollten Sie immer wieder reichlich Flüssigkeit tanken.

Jedoch gibt es Umstände und Lebenssituationen, in denen das natürliche Durstempfinden eingeschränkt ist, beispielsweise bei älteren und kranken Menschen. Sie können oft nicht mehr richtig spüren, wann ihr Körper Flüssigkeit braucht. Auch während der Einnahme bestimmter Medikamente oder bei seelischen Problemen kann das Durstempfinden gestört sein. In solchen Fällen ist es sehr wichtig, ganz bewusst auf die empfohlene Trinkmenge zu achten, vielleicht indem man die tägliche Menge an (Kräuter-)Tee und Wasser in Karaffen oder Flaschen bereitstellt.

Lebenswichtige Mineralstoffe tanken

!

Ziehen Sie Ihrer Gesundheit zuliebe gutes Mineralwasser dem Leitungswasser vor.

Immer nur einfaches Leitungswasser zu trinken ist nicht immer ratsam, denn mit der Flüssigkeit sollte man auch Mineralstoffe und Spurenelemente zuführen, die der Körper nicht selbst bilden kann. Im Trinkwasser aus der Leitung sind diese Stoffe, die für den Stoffwechsel und das reibungslose Funktionieren des Organismus notwendig sind, nicht in ausreichender Menge enthalten.

Mineralstoffe und Spurenelemente sind für den Körper unentbehrliche Substanzen. Sie wirken in allen Körperflüssigkeiten, machen beispielsweise Knochen und Zähne stark, regulieren die Durchlässigkeit der Zellmembranen und Kapillaren, steuern die Erregbarkeit von Muskeln und Nerven, sind am Baustoffwechsel des Organismus beteiligt und gleichen den Säure-Basen-Haushalt aus. Dieses Gleichgewicht des Stoffwechsels an basischen und sauren Anteilen spielt auch eine wesentliche Rolle dafür, wie gut Harnsäure und andere Stoffwechsel-Endprodukte vom Körper verarbeitet und ausgeschieden werden können. Lesen Sie mehr dazu auf Seite 48.

Um Ihren Körper mit genügend Mineralien zu versorgen, sollten Sie sich in erster Linie ausgewogen und bekömmlich ernähren. Sie können Ihren Bedarf an Mineralstoffen aber noch zusätzlich abdecken, indem Sie Tag für Tag gutes Mineralwasser trinken. Natürliche Mineralwässer enthalten die notwendigen Stoffe in bereits gelöster Form. Das heißt, der Anteil an festen Mineralien ist niedrig, der an gasförmigen aber relativ hoch. Die natürlichen Mineralbestandteile liegen als freie Ionen vor. Und in dieser ionisierten Form, nämlich als Elektrolyte, sind sie wirksamer als die Mineralsalze. Die Elektrolyte haben als Reglerstoffe im Wasserhaushalt des Organismus eine wichtige Funktion. Darüber hinaus vermag der Körper Mineralien in ihrer ionisierten Form wesentlich besser aufzunehmen.

!

Nur mit ausreichend Flüssigkeit kann die überschüssige Harnsäure gelöst und ausgeschieden werden.

Die Harnsäureausscheidung ankurbeln

Wie Sie bereits wissen, entstammt die Harnsäure, die im Blut messbar ist, dem Abbau von körpereigenen oder in Lebensmitteln vorkommenden Purinen, also den Eiweißverbindungen, die es in jeder Zelle gibt und die Bestandteil der Erbinformation sind. Die Purine werden im Stoffwechsel über mehrere Zwischenschritte zu Harnsäure abgebaut und dann über die Nieren ausgeschieden. Daher sind die Nieren als Entgiftungs- und Harnproduktionsorgane besonders auf reichliche Flüssigkeitszufuhr angewiesen. Und Wasser ist das Medium, das sie für ihre Stoffwechselleistung unbedingt benötigen.

Auch wichtig: der pH-Wert des Urins

Eine weitere wichtige Rolle bei der Eliminierung von Harnsäure spielt der Säure-Basen-Wert des Urins, denn die Löslichkeit der Harnsäure wird auch vom pH-Wert bestimmt. Die Harnsäureausscheidung ist bei einem Urin-pH-Wert von 7,0 zehnmal schlechter als bei einem Wert von 5,7. Daher wird der Arzt den pH-Wert des Urins eines Gichtkranken stets niedrig halten.

Alkohol bitte unbedingt meiden!

!

Alkohol gilt als einer der stärksten Auslöser der Gicht. Auch Übergewicht, Bluthochdruck und Diabetes begünstigt er.

Wissenschaftler haben herausgefunden, dass übermäßiger Alkoholkonsum bzw. Alkoholmissbrauch die Entstehung von Gicht fördert. Vor allem das purinreiche Bier wirkt sich nachteilig aus. Der Genuss von Alkohol beeinflusst nicht nur die Produktion, sondern auch die Ausscheidung von überschüssiger Harnsäure negativ.

Biergenuss erhöht das Gichtrisiko drastisch
Nach Ansicht von Wissenschaftlern gibt die Menge der enthaltenen Purine im Alkohol den Ausschlag für seine negative Wirkung auf den Organismus und die Wahrscheinlichkeit, an Gicht zu erkranken. Wie hoch das Risiko ist, hängt also auch davon ab, welche alkoholischen Getränke man zu sich nimmt.
Eine Studie, an der 47.000 Männer teilnahmen, hat gezeigt, dass vor allem ein hoher Bierkonsum das Gichtrisiko verstärkt. Nach dem Genuss von Alkohol wird mehr Harnsäure produziert. Diese lagert sich in den Gelenken ab und führt schließlich durch die Stimulierung einer Entzündungsreaktion zu Gicht. In einem Zeitraum von zwölf Jahren bekamen 730 Studienteilnehmer Gicht. Dabei erkrankten jene, die mehr als zwei Bier am Tag tranken, zweieinhalb Mal häufiger.

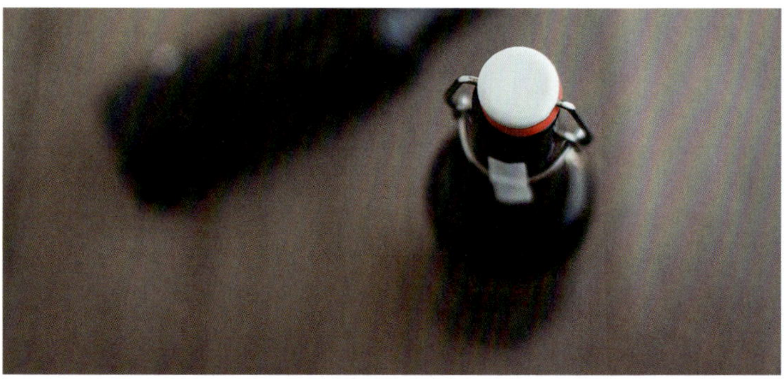

Vor allem ein hoher Bierkonsum verstärkt das Gichtrisiko.

Schlecht für Leber, Blutdruck und die schlanke Linie

Zudem löst Alkohol ein Hungergefühl nach salzigen und süßen Snacks aus und verlangsamt den Fettstoffwechsel des Körpers. Da Alkohol in größeren Mengen für den Organismus ein Gift darstellt, wird dieses zuerst abgebaut. Unterdessen verbraucht der Körper allerdings weniger Fett als vorher und der Rest wird im Fettgewebe eingelagert.

Alkohol verlangt dem gesamten Stoffwechsel, besonders aber der Leber Höchstleistungen ab. Der Stoff durchdringt die Magen- und Darmschleimhaut, um jetzt über den Blutkreislauf zu allen Organen zu gelangen. Nun muss die Leber Schwerstarbeit leisten, den Alkohol abbauen und aus dem Körper schleusen. Die Leberzellen stellen ein spezielles Enzym zur Verfügung, das ein Stück vom Alkoholmolekül abschneidet. Dadurch wird es zu einer chemisch sehr reaktionsfähigen Substanz, die sich nun mit anderen Stoffen verbindet, hauptsächlich mit Eiweißsubstanzen. Diese lagern sich jedoch vor allem an den Leberzellen ab, was sie krank macht. Bei dieser Art des Alkoholabbaus bilden sich obendrein in der Leber freie Radikale, die wiederum die Zellen schädigen.

Die Toleranzgrenze von Alkohol ist von Mensch zu Mensch unterschiedlich. Frauen vertragen Alkohol erwiesenermaßen schlechter als Männer. Sie sind rascher betrunken und haben auch früher mit Folgeschäden an der Leber und an anderen Organen zu kämpfen. Die individuellen Unterschiede in der Alkoholverträglichkeit hängen nicht nur vom Alter, von der körperlichen und seelischen Gesundheit des Einzelnen ab, sondern auch von seiner erblich bedingten Ausstattung mit Enzymen wie ADH.

Fest steht, dass regelmäßiger Alkoholkonsum in größeren Mengen bei jedem Menschen, Frauen wie Männern, das Risiko für eine Gichterkrankung oder für einen schmerzhaften Gichtanfall steigen lässt. Außerdem wird langfristig immer die Leber belastet, egal, wie gut oder schlecht jemand das Rauschmittel verträgt.

!

Nicht jeder passionierte Wein- oder Biertrinker ist gleich ein Abhängiger. Doch jahrelanger regelmäßiger Alkoholkonsum schadet dem Organismus.

Empfehlungen für die 3. Woche

Empfehlung 1

Um täglich etwa drei Liter Flüssigkeit aufzunehmen, können Sie sich Kräuter- und Früchtetees sowie Fruchtsaftschorlen zubereiten und hochwertiges Mineralwasser trinken. Essen Sie zusätzlich viel frisches Obst und Gemüse mit hohem Wasseranteil (siehe Seite 35). Naturtrüber Apfelsaft aus Bio-Anbau ist sehr gut geeignet, um alle Stoffwechselfunktionen anzuregen und überdies

Apfelsaft kurbelt den Stoffwechsel an und entgiftet die Leber.

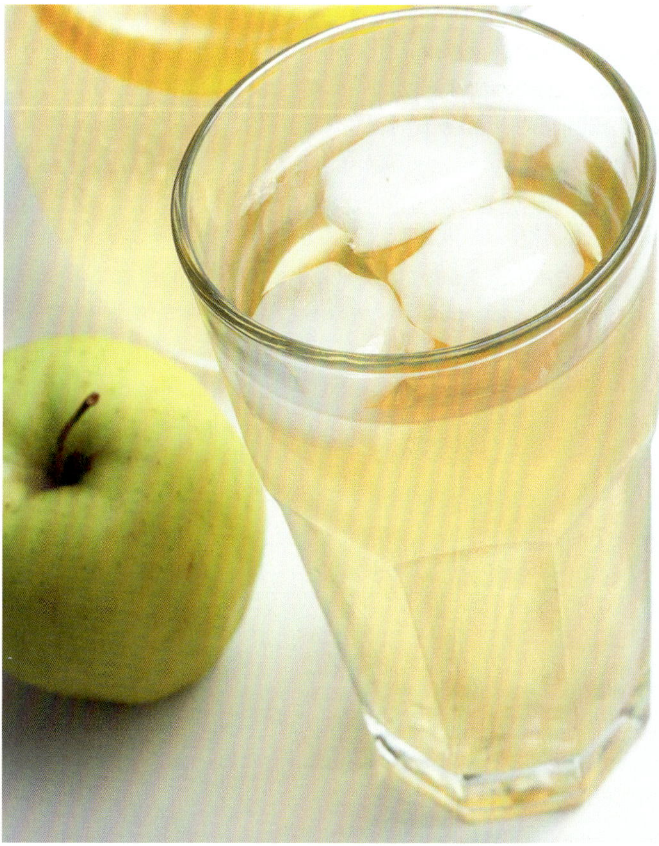

sanft die Leber zu entgiften. Das Getränk enthält besonders viele wertvolle Pektine, die bei der Entgiftung helfen, Schadstoffe an sich binden und aus dem Körper hinausbefördern. Mischen Sie auch den Apfelsaft am besten mit einem milden, natrium- und kohlensäurearmen Mineralwasser.

Empfehlung 2

Ihre täglichen „Trinkeinheiten" können Sie durch ungefähr zwölf bis 15 normal große Tassen oder Trinkgläser (Fassungsvermögen ca. 150 bis 250 Milliliter), regelmäßig über den Tag verteilt, aufnehmen. Sie meinen, das sei sehr viel? Mit der Zeit werden Sie sich an diese Menge gewöhnen und das Trinken wird für Sie zur Selbstverständlichkeit.

Oder wählen Sie eine andere Methode, um jeden Tag genügend Flüssigkeit zu tanken: Füllen Sie morgens frisches Mineralwasser in eine Einliterkaraffe (im Kühlschrank aufbewahren) und trinken Sie sie über den Tag leer. Bereiten Sie außerdem zweimal am Tag eine Kanne frischen Tee zu, z. B. früh nach dem Aufstehen Grüntee, der den Stoffwechsel in Schwung bringt, und am Abend einen Entspannungstee aus Kräutern wie Melisse, Pfefferminze, Anis und Fenchel.

Empfehlung 3

Achten Sie sehr auf die Qualität des Wassers, das Sie täglich trinken. Kaufen Sie besser Getränke aus Glasflaschen, da Plastikflaschen aufgrund ihrer Schadstoffbelastung noch immer umstritten sind. Ab und zu können Sie auch das Wasser aus Ihrer Leitung trinken, doch sollten Sie vorher beim örtlichen Gesundheitsamt oder Wasserwerk die genauen Werte abfragen. Ist es trinkbar, können Sie es mit einem Sprudelgerät zum Blubbern bringen, falls Sie kohlensäurehaltiges Wasser bevorzugen. Aber denken Sie daran: Nur Mineralwasser enthält die lebenswichtigen Mineralstoffe.

4. WOCHE

Milde Reinigung und Entschlackung

Sie haben die ersten drei Wochen genutzt, um Ihre Ernährungs- und Trinkgewohnheiten zu verändern, und begonnen, die kleinen Laster und Sünden, die bisher Ihre Wegbegleiter waren, aus dem Alltag zu verbannen. Es kommt nun wohl nicht mehr jeden Abend eine Flasche Bier und nicht mehr jeden Sonntag ein Braten auf den Tisch. Vielleicht sind schon die ersten Pfunde gepurzelt. Sicher fühlen Sie sich inzwischen leichter, vitaler, leistungsfähiger und Sie sind fröhlicher. Herzlichen Glückwunsch! Sie sind auf dem richtigen Kurs, Ihr Körper gibt Ihnen bereits die erste positive Rückmeldung. Nehmen Sie dies als Anreiz zum Weitermachen und setzen Sie noch eins oben drauf! In der vierten Woche können Sie den Prozess der Regeneration, Kräftigung und Stärkung Ihres Organismus beschleunigen, um die neu gewonnene Energie bald im ganzen Körper zu spüren.

Hausputz für den Körper

!

So wie beim Frühjahrsputz in jeder Ecke sauber gemacht wird, wird nun der Körper innerlich „ausgefegt".

Ein weiterer wichtiger Schritt auf Ihrem Weg ist eine tief greifende Reinigung und Entschlackung des Organismus. Das ist wie ein gründlicher Hausputz im Frühjahr, bei dem man in jede Ecke und in jeden Winkel schaut, um sie von Verunreinigungen zu befreien, bis alles blitzblank und sauber ist. Wie die Reinigungs- und Entschlackungswoche abläuft, erfahren Sie auf den folgenden Seiten.

Sie fragen jetzt vielleicht, warum die Reinigungskur erst jetzt, nach drei Wochen stattfindet. Erinnern Sie sich noch einmal an die ersten Seiten dieses Ratgebers. Dort haben Sie gelesen, dass wir Menschen nun einmal „Gewohnheitstiere" sind und uns oft sehr schwertun, Gewohnheiten auf die Schnelle zu verändern – vor allem jene, die der Gesundheit eher abträglich sind, wie etwa das tägliche Glas Bier, das zu fette Essen, die zu großen Portionen Fleisch und Sauce. Der Organismus hat sich über Jahre, manchmal Jahrzehnte hinweg an diesen Lebens- und Ernährungsstil angepasst und damit zu leben gelernt. Nun ganz plötzlich im Turbotempo alles verändern zu wollen, könnte sogar kontraproduktiv sein, dem Körper also mehr schaden als nutzen.

Fasten ist bei Gicht tabu

Es ist bekannt, dass Menschen mit einer Neigung zu Gicht über lange Zeit einigermaßen gut über die Runden kommen, die Schmerzen an den Gelenken noch erträglich sind, die Lebensqualität somit nicht zu stark beeinträchtigt ist. Wenn sie dann aber plötzlich radikale Veränderungen vornehmen, etwa ohne jegliche Vorbereitung eine Nulldiät durchführen, dann kann dies eine Entgleisung des Stoffwechsels in bestimmten Bereichen provozieren und sogar einen heftigen Gichtanfall auslösen. Ärzte warnen daher immer wieder vor drastischen Maßnahmen wie dem völligen Verzicht auf Nahrung, wenn der Körper darauf noch gar nicht eingestellt ist.

> **!**
> Als Gichtpatient dürfen Sie nicht radikal fasten, also nicht komplett auf feste Nahrung verzichten.

Gichtpatienten sollten aus diesem Grund nicht fasten, also nicht ganz auf feste Nahrung verzichten. Eine Entgiftungskur wie die hier beschriebene, bei der der Körper regelmäßig mit kleinen Mengen ganz bestimmter Lebensmittel versorgt wird, ist dagegen heilsam für Gichtkranke.

Das oberste Gebot lautet, den Körper nicht im Hauruck-Verfahren, sondern ganz behutsam und schrittweise auf die gründliche Reinigung und Entschlackung einzustimmen. Deshalb sind zwei bis drei Wochen Vorbereitungszeit für eine Reinigungskur, die tief in den Zell- und Organstoffwechsel vordringt, unverzichtbar. In dieser Phase bekommt der Körper die Chance, sich anzupassen und alle Regulationsabläufe auf sanfte Weise neu zu justieren.

Was passiert bei der Reinigungskur?

> !
>
> Die Entschlackungskur ist auch Teil der indischen Ayurveda-Medizin und zeigt erstaunliche Wirkungen.

Vielleicht stehen Sie einer Entschlackungskur noch etwas skeptisch gegenüber. Probieren Sie sie einfach aus, Sie werden bestimmt feststellen, dass Sie sich danach besser fühlen. Denn durch die Reinigung und Entschlackung verschwinden nach und nach alle belastenden Substanzen, die der Organismus sonst unter Aufwand von Energie verstoffwechseln und ausscheiden müsste. Danach folgt eine Art Umverteilung der Körperarbeit: Da die Stoffwechselprozesse nun reibungsloser ablaufen, werden Energien freigesetzt, die für andere Aktivitäten genutzt werden können. Die Kur wirkt somit in allen Bereichen des Organismus wie ein Katalysator, denn die Organe funktionieren wieder besser, der Kreislauf arbeitet aktiver, die Muskelkraft ist stärker, der Teint erscheint frischer, die Nerven sind ausgeglichener und auch die mentale Energie ist größer.

Das dürfen Sie essen und trinken

Viel Flüssigkeit Der Schwerpunkt liegt auf einer verstärkten Zufuhr von Flüssigkeit, die über die empfohlenen drei Liter hinausgehen und regelmäßig über den ganzen Tag verteilt getrunken werden sollte. Ideal sind z. B. alle Arten von Kräutertees – vor allem entwässernder Brennnesseltee –, Mineralwasser und Gemüsebrühe mit klein geschnittenen Kräutern. Auch Molke, Kombucha, stark verdünnte Fruchtsäfte sowie salzarme Gemüsesäfte sind geeignet, um den Körper mit viel Flüssigkeit und gleichzeitig Mineral- und Vitalstoffen zu versorgen.

Sie können außerdem morgens oder am Vormittag ein großes Glas ungesüßten Pflaumen- oder Sauerkrautsaft trinken. Diese beiden Säfte aktivieren die Verdauungstätigkeit, sodass Schlacken und sonstige Rückstände gut über den Darm hinausgeschleust werden können.

Ausleitende Nahrung Zusätzlich unterstützen kleine Portionen entwässernder und auch entgiftender Nahrungsmittel zu den Hauptspeisezeiten, also morgens, mittags und abends, die Stoffwechselprozesse. Vor allem basische Gemüse- und Obstsorten haben entschlackende Eigenschaften. Ideal sind gedünsteter Reis, Ananas, Äpfel, Spargel, Gurken, Ingwer, Kopfsalat, Erdbeeren, Brombeeren, Kürbis, Rhabarber, Sauerkraut, Löwenzahn und andere. Wichtig bei der Zubereitung ist, dass Sie auf Salz und jegliche Gewürze verzichten. Salz bindet nämlich Wasser und kann die Entschlackungsaktivität beeinträchtigen. Verfeinern Sie Ihre Gerichte ausschließlich mit gehackten Küchenkräutern wie Dill, Liebstöckel, Petersilie, Zitronenmelisse und vielen mehr.

!

Trinken Sie viel zwischen den Mahlzeiten – mindestens drei Liter am Tag –, um den Körper gut durchzuspülen. Am besten ist natriumarmes Mineralwasser.

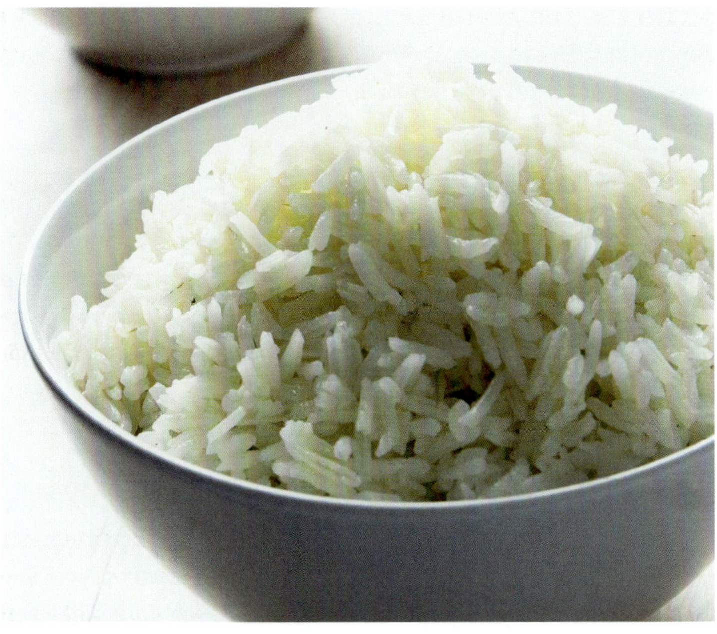

Gedünsteter Reis ist ideal zur Entschlackung

!

Planen Sie Ihre Entschlackungstage am besten vorher und überlegen Sie sich, wie Sie diese optimal gestalten.

Positive Effekte

Diese Kur dient zunächst der Reinigung des Darms und der Ausleitung der Schlackenstoffe. Mit den sanft abführenden Getränken wie dem Sauerkraut- oder Pflaumensaft wird der Darm gründlich durchgeputzt, durch den reduzierten Verzehr fester Nahrung wird er beruhigt. Rückstände im Darm sowie eingelagertes Material in anderen Gewebebereichen wie Muskeln oder Fettgewebe werden aufgelöst und in den Blutkreislauf geschleust.

Die Leber arbeitet während der Kur besonders intensiv, um sämtliche Schlackenstoffe abzubauen und den Organismus zu entgiften. Sie wird durch enzym- und vitaminreiche Nahrungsmittel wie Äpfel, Ananas und viele andere bei ihrer Arbeit wirkungsvoll unterstützt. Auch Ingwer – als Tee, roh oder leicht gedünstet – unterstützt die Aktivität der Verdauungsorgane und hilft ihnen sehr effizient bei der Entgiftungsarbeit, da die asiatische Wurzel Giftstoffe zu binden vermag.

Der Nierenstoffwechsel wird optimal über harntreibende Gemüse- und Obstsorten, aber auch durch Reis angeregt, der eine entwässernde Funktion hat.

Beispiel für eine Reinigungswoche

Es gibt verschiedene Möglichkeiten, eine Reinigungs- und Entgiftungskur durchzuführen. Passen Sie sie an Ihre individuellen Vorlieben und Bedürfnisse an. Hier ein Beispiel, wie Ihre Gesundheitswoche aussehen könnte.

Tag 1 – Entlastungstag

Ihre Kur beginnt ganz sanft, Sie bereiten Ihren Körper auf die Entschlackung vor. Essen Sie ausschließlich Obst und Gemüse, wenn möglich roh. Aber auch Reis (zum Entwässern) sowie eine Scheibe Knäckebrot und ein Becher Naturjoghurt, in den Sie beispielsweise einen Esslöffel Leinsamen oder Weizenkleie einrühren, sind gut, um den Darm richtig einzustimmen.

Tag 2 – Entgiftungstag

Nachdem Sie Ihren Organismus auf die Reinigungskur eingestimmt haben, beginnt nun die eigentliche Entgiftung.

- Trinken Sie gleich morgens nach dem Aufstehen einen viertel Liter lauwarmes Wasser, in dem Sie einen gestrichenen Teelöffel Bittersalz (aus der Apotheke) aufgelöst haben. Darauf folgen mehrere Stuhlentleerungen, wobei der Stuhl auch wässrig sein kann.
- Warten Sie mindestens eine Stunde. Dann nehmen Sie zum Frühstück eine Scheibe Knäckebrot mit Magerquark und ein Stück Obst zu sich und kauen es gut durch. Dazu gibt es zwei Tassen Kräutertee (z. B. aus Lindenblüten, Melisse, Fenchel, Zinnkraut). Trinken Sie den Tee ganz langsam, am besten löffelweise, und „kauen" Sie jeden Schluck gut. Nehmen Sie den Tee bitte nicht im Stehen, sondern im Sitzen zu sich.
- Mittags gibt es einen Teller heiße Gemüsebrühe mit ein wenig Reis, etwas klein geschnittenem Porree und Karottenstückchen oder einem anderen Gemüse Ihrer Wahl. Auch hier achten Sie darauf, dass Sie ganz langsam, löffelweise essen.
- Anschließend ruhen Sie sich aus, hören vielleicht Musik, wenn Sie mögen. Optimal wäre es, wenn Sie dabei einen Leibwickel auflegen, um den Stoffwechsel der Leber anzuregen.
- Das Abendessen besteht aus einer gekochten Kartoffel, die Sie mit frischen Gartenkräutern (aber nicht mit Salz und auch nicht mit Butter!) verfeinern. Dazu gibt es zwei Tassen Kräutertee. Löffeln Sie den Tee wieder im Sitzen und behalten Sie jeden Schluck eine Weile im Mund.

!

Trinken Sie vor der Anwendung des Leberwickels einen Leber-Gallen-Tee (Apotheke). Das kurbelt die Entgiftung zusätzlich an.

Leberwickel zum Entgiften

Sie brauchen dafür ein Gästehandtuch, ein bis zwei große Frotteehandtücher und eine Wärmflasche.

1. Das Gästetuch mit warmem Wasser anfeuchten und unterhalb des rechten Rippenbogens auflegen. Danach das große Frotteetuch um den ganzen Leib wickeln. Zuletzt die heiße Wärmflasche auf den Leberbereich legen.
2. Nach 20 bis 60 Minuten das feuchte Tuch abnehmen und noch eine Weile nachruhen. Dazu möglichst ein neues, trockenes Tuch umlegen und die Wärmflasche wieder auflegen.

Tag 3 bis 6 – Entschlackungstage

Die anfängliche Darmentleerung hat stattgefunden, deshalb brauchen Sie jetzt kein Bittersalz mehr zu sich nehmen. Wahrscheinlich haben Sie während der ganzen Zeit immer wieder Stuhlgang, obwohl Sie sehr wenig feste Nahrung essen. Wenn Sie eine noch intensivere Wirkung erzielen möchten, können Sie etwa am 4. Tag, aber durchaus auch jeden zweiten Tag einen Darmeinlauf (Apotheke) durchführen, Molke oder Sauerkrautsaft trinken.

- Zum Frühstück empfiehlt sich eine kleine Schale Obstsalat, beispielsweise aus Äpfeln, Weintrauben und Himbeeren.
- Bei den Tees können Sie nun variieren und zusätzlich ein bis zwei ungesüßte Säfte zu sich nehmen, etwa Karotten- oder Tomatensaft. Gönnen Sie sich zwischendurch eine Fruchtsaftschorle, etwa mit Bio-Apfelsaft.
- Ihr Mittagessen besteht z. B. aus etwas Reis oder einer Pellkartoffel mit buntem Gemüse, roh oder gekocht. Bitte nur mit frischen Kräutern würzen!
- Bleiben Sie auch bei der Abendmahlzeit bescheiden, trinken Sie viel Wasser und/oder Tee und essen Sie beispielsweise eine Scheibe Knäckebrot, etwas mageren Hüttenkäse und rohe Paprika- und Kohlrabischnitze.

Tag 7 – Aufbautag

Ihr Körper ist nun entschlackt, Sie fühlen sich mit Sicherheit wesentlich leichter und sind guter Stimmung. Dieser letzte Kurtag ist ebenso wichtig wie die vorhergehenden. Damit Sie Ihrem Organismus nicht gleich zu viel zumuten, sollten Sie sich nun langsam wieder an eine normale gesunde Kost gewöhnen. Das heißt, Sie steigern nun die Menge der Nahrungsmittel langsam. Wenn Sie möchten, nutzen Sie auch Tag 8 noch als Aufbautag.

- Zum Frühstück können Sie jetzt zusätzlich zu Ihrer Obst-Portion etwas Joghurt und ein paar in Wasser eingeweichte Getreideflocken zu sich nehmen.
- Mittags gibt es beispielsweise eine leichte Kartoffel- oder Weizenschrotsuppe, etwas Buttermilch oder Kefir und als Dessert oder als Zwischenmahlzeit am Nachmittag einen bis zwei frisch geriebene Äpfel. Ihr Darm wird nun mit mehr Quellmaterial gefüllt, damit er langsam und schonend zu gesunder Tätigkeit angeregt wird.
- Abends empfiehlt sich noch einmal eine leichte Mahlzeit, etwa eine bunte Gemüseplatte, dazu eine Scheibe dunkles Vollkornbrot.

!

Nehmen Sie sich während der Entgiftungskur viel Zeit für sich und gönnen Sie sich Ruhe, wenn Sie müde sind.

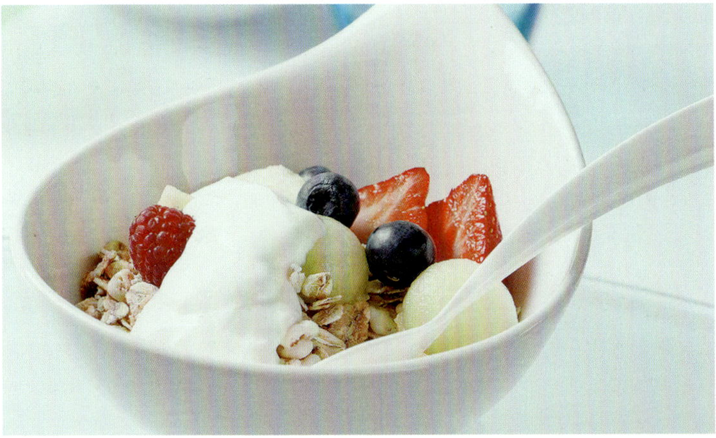

Zum Frühstück können Sie zur Obstportion etwas Joghurt und Getreideflocken genießen.

Empfehlungen für die 4. Woche

!

Idealerweise nehmen Sie sich für Ihre Reinigungswoche Urlaub. Danach fühlen Sie sich mindestens so gut wie nach einem Strandurlaub!

Empfehlung 1

Vielleicht können Sie für Ihre Reinigungskur eine Auszeit von der Arbeit und sonstigen Verpflichtungen nehmen? Damit geben Sie Ihrem Körper und Ihrer Seele die Chance zu einer schnellen Regeneration. Wenn Sie müde sind und das Bedürfnis nach Schlaf oder einer anderen Art von Entspannung verspüren, dann sollten Sie diesem nachkommen. Vor allem während der ersten Kurtage können Sie unter Befindlichkeitsstörungen zu leiden haben, die auf die Reinigung und Entgiftung zurückzuführen sind. Schließlich verlassen giftige Substanzen Ihren Körper über die Darmschleimhaut, die Schleimhäute des Mundes, über Lunge, Haut und Nieren. Erkennbar wird dieser Befreiungsprozess von Schlacken oft an einem strengen Körpergeruch, einer belegten Zunge sowie vorübergehender Müdigkeit, Niedergeschlagenheit oder Kopfschmerzen. All das kann sogar als positives Signal gewertet werden, das lediglich ein Übergangsstadium anzeigt. Seien Sie daher nicht beunruhigt, denn bald wird es Ihnen besser gehen.

Empfehlung 2

Wildkräutersäfte sind sehr gute unterstützende Begleiter einer Reinigungskur. Allen voran solche mit Bitterstoffen und blutreinigenden Eigenschaften. Die Spitzenreiter sind Brennnessel, Löwenzahn und Zinnkraut. Wenn Sie mitten in der Natur wohnen, können Sie diese Kräuter vom Frühjahr bis zum Herbst auf der Wiese selbst pflücken. Erkundigen Sie sich aber vorher, ob diese nicht gedüngt wurde.

Im Winter oder wenn Sie in der Stadt wohnen, können Sie Frischpflanzensäfte in Naturkostläden und Reformhäusern bekommen.

Frischpflanzensaft selbst herstellen
Die Kräuter waschen, einen Teil davon mit zwei Teilen Wasser in den Mixer geben. Dann alles fein pürieren und absieben. Trinken Sie zwei- bis dreimal am Tag ein Glas dunkelgrünen Frischpflanzensaft. Er reinigt nicht nur hoch effizient, sondern ist obendrein noch eine Energiebombe!

Empfehlung 3

Nutzen Sie die Zeit der körperlichen Reinigung auch, um auf seelisch-geistiger Ebene Ballast abzuwerfen, um Neuem die Tür zu öffnen. Vielleicht wollen Sie sich in diesen Tagen einmal von der Gesellschaft zurückziehen, sich ganz auf sich selbst besinnen und darüber nachdenken, welche Ziele Sie haben. Überlegen Sie, was Ihnen wirklich wichtig ist, was Ihnen guttut und was nicht. Welche Menschen und Dinge wirken auf Sie eher negativ? Verbannen Sie diese behutsam aus Ihrem Leben, um schließlich mit frischer, positiver Energie Ihren neuen eigenen Weg zu gehen.

!

Sie können die Zeit der Entgiftung auch zur Meditation und zu Entspannungsübungen nutzen.

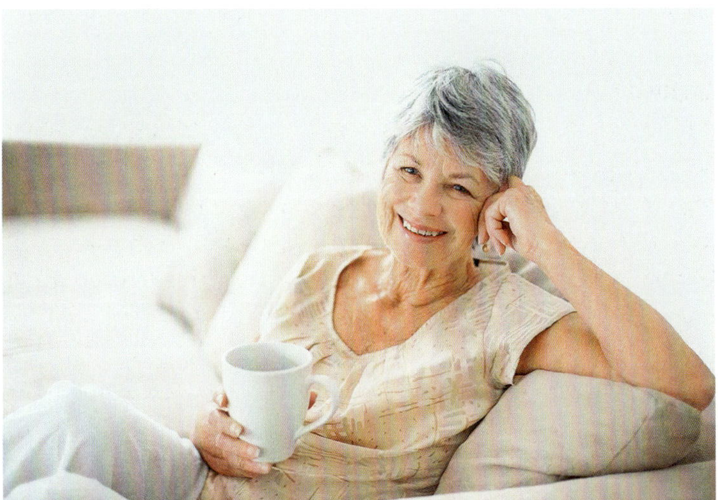

Vielleicht wollen Sie sich in diesen Tagen am liebsten zurückziehen und alles loslassen.

5. WOCHE

Den Stoffwechsel auf Touren bringen

Sie haben inzwischen viele wichtige Änderungen in Ihrer Ernährung vorgenommen und Ihren Körper einer tief greifenden Reinigung unterzogen. Damit sind Sie gut vorbereitet, um Ihren Stoffwechsel mit speziellen bioaktiven Substanzen wieder auf Trab zu bringen, Ihre Ressourcen neu zu aktiveren und Ihren ganzen Organismus auf maximale Leistungsfähigkeit zu programmieren. Nehmen Sie jetzt gezielt die Stoffe auf, die Ihren Körper richtig anheizen und Ihre Energietanks schnell auffüllen. Keine Angst: Diese Fitmacher sind nicht etwa synthetische Mittel oder Medikamente, die wie ein Doping wirken. Es handelt sich hier um ganz natürliche Stoffe, frei von Nebenwirkungen, die in Ihrem Organismus nichts durcheinander bringen.

Obst ist basenreich und damit gesund für den Gesamtstoffwechsel.

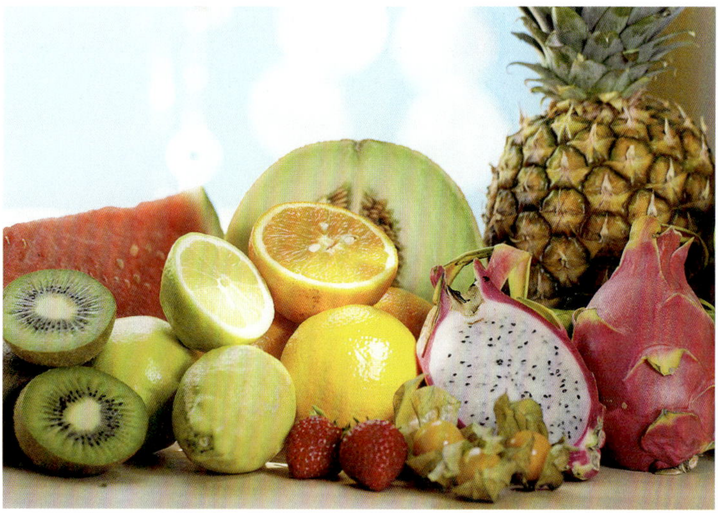

Bioaktivatoren für neuen Schwung

Auf sanfte, ausgewogene, aber dennoch effektive Weise verhelfen Ihnen die Bioaktivatoren, die Sie jetzt kennenlernen werden, zu neuem Elan, zumal sie an sämtlichen Schaltstellen Ihres Stoffwechsels ansetzen: der Nährstoffverwertung, dem Sauerstofftransport, der Temperaturregelung, der Zellregeneration und der Energiebereitstellung, um nur einige zu nennen. All diese Prozesse laufen nicht einzeln und isoliert in irgendeiner Nische Ihres Körpers ab, sondern sie sind eng miteinander verzahnt und bilden ein hochkomplexes Regelsystem.

Ein Elektrizitätswerk beispielsweise kann auch nur dann genügend Strom liefern, wenn alles richtig funktioniert und die technischen Geräte in einwandfreiem Zustand sind. Ebenso arbeitet Ihr Stoffwechsel nur dann gut, wenn er an keiner Stelle blockiert ist und wenn alle Regulationsprozesse optimal ineinandergreifen. Der große Vorteil für Ihre Gesundheit: Sie profitieren nicht nur dadurch, dass sich Ihre Harnsäurewerte noch schneller normalisieren, auch Ihre Verdauungstätigkeit sowie Ihre Leber- und Nierenaktivität verbessern sich und Ihre Blutwerte (Blutzucker und Blutfette) werden optimiert. Angenehmer Nebeneffekt: Sie kommen so ganz nebenbei auch noch Ihrer Traumfigur ein großes Stück näher!

!

Ähnlich wie ein E-Werk arbeitet Ihr Körper nur dann effektiv, wenn alles reibungslos funktioniert.

Komplexes Zusammenspiel im Körper

Zum Gesamtstoffwechsel gehören viele Systeme und Organe, die alle miteinander verbunden sind und in einem komplexen Zusammenspiel sämtliche lebenswichtigen und -notwendigen Funktionen aufrechterhalten. Die Schilddrüse beispielsweise hat ganz bedeutsame Aufgaben im Stoffwechsel. So wird vor allem der gesamte Energie- und Temperaturhaushalt durch die beiden Hormone Thyroxin (T4) und Thyronin (T3), die das Organ bildet, maßgeblich geregelt. Und die Bauchspeicheldrüse produziert wichtige Enzyme für die Verdauung. Außerdem regelt sie den Blutzuckerhaushalt wesentlich mit, da in bestimmten Zellen des Drüsenorgans der Aufbau des Hormons Insulin stattfindet – des Steuerhormons für den Zuckergehalt im Blut.

Und da gibt es noch die vielen Muskeln, die großen und die kleinen, die nicht nur uns selbst in Bewegung bringen, sondern auch unserem Stoffwechsel Beine machen. Sie haben zahlreiche Schlüsselfunktionen, weil in ihnen ein Großteil der Nahrungskalorien verbrannt wird. Was die Muskeln an Kohlenhydrat- oder Fettmolekülen aufzehren, landet nicht auf den Hüften!

Die vier wichtigsten Schaltstellen des Stoffwechsels

!

Darm, Leber, Nieren und Blut spielen bei der Verhütung von Gicht eine große Rolle.

Vier Schaltstellen des Stoffwechsels sind für die Verhütung einer Gichterkrankung von enormer Bedeutung: Darm, Leber, Nieren und Blut. Denn sie sind in besonderer Weise bei der Verarbeitung und Ausschleusung von Stoffwechselendprodukten beteiligt. Deshalb müssen sie regelmäßig gepflegt werden. Hier erhalten Sie wertvolle Tipps, wie Sie sie in ihrer Arbeit unterstützen können.

Der Darm – Basis der Gesundheit

Der Darm stellt eine der wichtigsten Stoffwechselstationen dar. Er spaltet die Nahrung in ihre Bestandteile auf: Kohlenhydrate, Fett, Eiweiß, Vitamine, Mineralstoffe und Spurenelemente gelangen durch die Darmschleimhaut in den Blutkreislauf, wo sie zu den Zellen transportiert und für die Energiegewinnung verwertet werden. Wie gut der Organismus mit Nähr- und Vitalstoffen versorgt wird, hängt also ganz wesentlich davon ab, ob die Verdauung im Darm optimal funktioniert. Eine ungesunde Ernährung mit viel Fett und Zucker lähmt langfristig die Verdauung. Außerdem bringen Stress und Medikamente (vor allem Antibiotika) die Darmflora, die als örtliches Immunsystem den Körper vor Krankheiten schützt, aus dem Gleichgewicht.

Alles Gute für Ihre Verdauung

Basenkost Sie ist wesentlich gesünder für Ihren Säure-Basen-Haushalt und damit für den Gesamtstoffwechsel. Besonders empfehlenswert ist Rohkost, bestehend aus reichlich Salat und Gemüse. Basenkost liefert neben Vitaminen und Mineralien viele Ballaststoffe.

Ballaststoffe Diese pflanzlichen Faserstoffe sind auch in Hülsenfrüchten und Vollkornprodukten üppig enthalten und helfen dem Körper in vielerlei Hinsicht: Sie quellen im Magen auf und tragen zu einer besseren Sättigung bei, sie neutralisieren einen übersäuerten Magen und bewirken schließlich im Dünndarm, dass der Blutzuckerspiegel nach dem Essen nicht so stark ansteigt. Dies wiederum sorgt für eine konstantere Leistungsfähigkeit. Außerdem hat eine ballaststoffreiche Kost einen positiven Einfluss auf den Cholesterinstoffwechsel, da Gallensäuren, die aus körpereigenem Cholesterin gebildet werden, gebunden und abtransportiert werden. Im Dickdarm schließlich vergrößern Ballaststoffe das Volumen des Speisebreis, was wiederum die Peristaltik anregt. Die Verdauung funktioniert insgesamt besser.

> **!**
>
> Ballaststoffe können zwar nicht verdaut werden, sind aber dennoch kein unnützer Ballast – im Gegenteil, sie helfen, diesen abzuwerfen.

Biostoffe für den Darm

Darüber hinaus liebt die Darmflora die sogenannten Präbiotika (auch Prebiotika genannt) sowie Probiotika. Diese beiden bioaktiven Stoffe geben Ihrem Verdauungstrakt richtig viel Kraft und unterstützen seine gesunden Funktionen. Präbiotika regen das Wachstum von bereits im Darm angesiedelten nützlichen Bakterien an, während Probiotika diese von außen liefern. Eine Vereinigung beider ergibt einen wunderbaren positiven Effekt.

!

Präbiotika kurbeln das Wachstum der Darmflora von innen an, Probiotika führen dem Verdauungstrakt lebende Bakterien von außen zu.

Präbiotika Das sind unverdauliche Bestandteile von Nahrungsmitteln, die ganz gezielt das Wachstum sowie die Aktivität von erwünschten Mikroorganismen im Dickdarm ankurbeln. Zu diesen zählen z. B. die löslichen Ballaststoffe Oligofruktose und Inulin, welche zur Lieblingsnahrung der „guten" Bifidobakterien im Darm gehören. Sie sind natürlicherweise in vielen Gemüsesorten enthalten, etwa in Spargel, Schwarzwurzeln, Lauch, Zwiebeln, Topinambur, Artischocken und Chicoréewurzeln. Die beiden fast geschmacksneutralen Ballaststoffe werden aber auch vielen Lebensmitteln industriell zugesetzt, vor allem Diätprodukten.

Probiotika Sie stehen „pro", also „für" das Leben und versorgen den Darm mit wichtigen lebenden Bakterien von außen. Mittlerweile gibt es auf dem Markt viele probiotische Milchprodukte, welche die Darmgesundheit fördern sollen. Die lebenden Mikroorganismen müssen in ausreichender Menge verzehrt werden und lebend in den Darm gelangen, um dort und schließlich im gesamten Organismus ihre positive Wirkung zu entfalten. Probiotika können entweder als Bestandteile von Lebensmitteln (hauptsächlich fermentierten Milchprodukten) oder auch getrocknet in Form von Präparaten (aus der Apotheke) aufgenommen werden. Um einen probiotischen Joghurt herzustellen, züchtet man bestimmte Bakterienstämme. Am besten essen Sie jeden Tag einen Becher davon.

Die Leber – Entgiftungsfabrik des Körpers

Die Leber „entschärft" schädliche Abbauprodukte, die während der Verbrennung im Stoffwechsel anfallen, und schleust sie über den Darm oder die Nieren aus. Das Entgiftungsorgan erfüllt aber noch viele weitere Aufgaben: Es stellt Enzyme her, die für alle biochemischen Abläufe notwendig sind, es produziert außerdem Hormone und speichert lebenswichtige Vitamine sowie Spurenelemente. Eine fettreiche Ernährung und Alkohol setzen die Leber bekanntlich unter großen Stress. Sie braucht dann dringend Entlastung, um ihre Arbeit wieder gut erledigen zu können.

So stärken Sie Ihre Leber

Heilpflanzen Der perfekte Gesundheitscocktail für die größte Drüse des Körpers besteht aus Mariendistel, Artischocke und Löwenzahn. Mariendistel enthält den Wirkstoff Silymarin. Er schützt die Leberzellen und regt die Bildung neuer Zellen an. Artischockenextrakt bringt die Fettverdauung in Schwung, fördert den Gallenfluss und hilft, giftige Stoffe schneller auszuleiten. Die Bitterstoffe des Löwenzahns treiben ebenfalls die Gallentätigkeit an und wirken kräftig beim Entgiften mit. Alle Heilpflanzen gibt es als Saft, Dragees oder Teezubereitungen in der Apotheke.

!

Verwöhnen Sie Ihre Leber häufig mit einem Gesundheitscocktail aus Mariendistel, Artischocke und Löwenzahn.

Wildkräuter Sehr zu empfehlen zur Leberstärkung ist außerdem eine pflanzliche Kost, die viele Bitterstoffe, Spurenelemente und Mineralien enthält. Ganz oben auf der Liste der Leberfitmacher stehen Wildkräutersalate mit jungen Blättern von Sauerampfer, Roter Bete, Löwenzahn, Rucola und Brunnenkresse.

Getreidegräser Wenn Sie Ihrer Leber noch mehr Gutes tun wollen, können Sie Getreidegräser zu sich nehmen. Diese wurden schon in der Antike wegen ihrer Vielfalt an wertvollen Inhaltsstoffen sehr geschätzt und gehören mit zu den nährstoffreichsten Lebensmitteln. Gerstengrassaft beispielsweise ist aufgrund seiner hohen Konzentration an Vitaminen, Mineralstoffen, diversen Enzymen und anderen Substanzen sowie wegen seiner beruhigenden und stabilisierenden Eigenschaften besonders wohltuend für die Leber. Er enthält neben Kalzium, Magnesium, Phosphor, Eisen und den Vitaminen B_2, B_6 und Folsäure auch Enzyme, die die Zellen vor freien Radikalen schützen. Frisch gepresster Gerstengrassaft hat sich mit seinen vielfältigen Bitter-

!

Besonders wohltuend für die Leber ist Gerstengrassaft.

stoffen besonders bewährt zur Regeneration der Leber. Gerstengras-Frischsaft oder -Pulver erhalten Sie in Naturkostläden und Reformhäusern. Das Pulver kann gut in frischem, reinem Wasser oder Bio-Gemüsesaft aufgelöst werden und enthält ebenso wie Frischsaft alle Stoffe.

Die Nieren – wichtige Schleusen für Abfallstoffe

Die Nieren sind wie die Leber, das Herz oder das Gehirn lebenswichtige Organe mit ganz zentralen Funktionen und tragen zur Entgiftung unseres Organismus bei. Sie bilden den Harn, der Abfall- und Giftstoffe aus dem Blut zur Blase transportiert. Durch das Wasserlassen werden diese überflüssigen Substanzen schließlich ausgeschieden.

So stärken Sie Ihre Nieren

!

Ihre Nieren brauchen viel Flüssigkeit. Spülen Sie sie ständig gut durch – sie werden es Ihnen danken.

Das wichtigste Elixier für eine gute Nierentätigkeit ist Flüssigkeit. Vor allem wer zu erhöhten Harnsäurewerten und Nierensteinen neigt, muss diese beiden Organe unbedingt immerzu gut durchspülen. Hierfür geeignet sind – wie auch zur Blutreinigung – harntreibende Teeaufgüsse aus Brennnessel- und Birkenblättern. Auch Hauhecheltee ist seit dem Altertum als harntreibendes, steinlösendes Naturheilmittel bekannt. Darüber hinaus gilt grüner Tee als bewährtes Hausmittel gegen Harn- und Nierensteinleiden. Das koffeinhaltige Getränk verbessert die Harnausscheidung und fördert die Kapazität des Abbaus von Harnsäure. Außerdem unterstützt es die Fettverdauung und schützt durch seine alkalische Wirkung vor Übersäuerung.

Blut und Lymphe – Transportwege für den Stoffwechsel

Etwa sieben Liter Blut zirkulieren in unseren Adern, transportieren lebenswichtigen frischen Sauerstoff sowie Nährstoffe zu jeder einzelnen Zelle und nehmen verbrauchte Substanzen aus ihnen wieder auf. Der Stoffaustausch spielt sich in winzigsten Größenordnungen in den Kapillaren, den feinen Endstromgefäßen des Blutkreislaufes ab. Kein Wunder also, dass der gesamte Stoffwechsel des Körpers vollkommen davon abhängt, wie gut der rote Lebenssaft zusammengesetzt ist und ob er ungehindert im Gefäßsystem fließen kann. Doch auch die Lymphe hat enormen Einfluss auf den Stoffwechsel. In den feinen Lymphbahnen werden nämlich Schlackenstoffe gesammelt und abtransportiert, damit der Organismus nicht von ihnen überschwemmt wird.

!

Die Kapillaren sind die kleinsten Gefäße des Blutkreislaufs und bilden ein feines Netzwerk.

So aktivieren Sie Blut und Lymphe

Tees Zum gezielten Reinigen des Blutes können Sie regelmäßig Teemischungen aus Wacholderfrüchten, Brennnessel, Birke, Koriander und Mate trinken.

Folsäure Zusätzlich ist Folsäure wichtig für die Blutbildung und sollte vor allem von Frauen während der Schwangerschaft und Stillzeit zur Nahrungsergänzung zusammen mit anderen B-Vitaminen eingenommen werden. Sie können aber auch Eier von glücklichen Hühnern genießen – vorausgesetzt, Ihre Cholesterinwerte bewegen sich im Normalbereich. Ein Ei liefert immerhin 26 Prozent des Tagesbedarfs an Folsäure. Dieses extrem empfindliche B-Vitamin unterstützt die Neubildung von Zellen und aktiviert das Wachstum. Hühnereier gelten außerdem als wertvolle Mineralstoffpakete: Sie enthalten Kalzium, Magnesium, Natrium, Kalium, Eisen, Zink, Selen, Jod und Fluor.

!

Weltweit ist Folsäuremangel einer der häufigsten Vitaminmängel.

Homöopathie Den Lymphfluss regen Sie sehr wirkungsvoll mit homöopathischen Komplexmitteln für das Lymphsystem an. Diese Präparate erhalten Sie als Tropfen, Tabletten oder Dragees in der Apotheke.

Weizengras- und Dinkelgrassaft Diese Säfte gelten als Jungbrunnen für Blut und Lymphe. Sie zeichnen sich durch einen sehr hohen Gehalt an Chlorophyll sowie wertvollen Mineralien, Vitaminen, Spurenelementen und seltenen Enzymen aus und gehören zu den besten blutbildenden und blutreinigenden Nährstoffen mit hohem Energiepotenzial.

Empfehlungen für die 5. Woche

Empfehlung 1

Achten Sie in Ihrer Ernährung auf die richtige Menge an Ballaststoffen. Diese pflanzlichen Faserstoffe sind wertvolle Schutzstoffe für die Gesundheit. Sie wirken in jedem Verdauungsabschnitt und tragen dazu bei, die nützlichen Bakterien der Darmflora zu vermehren. Hierbei ist es aber ganz wichtig, dass Sie die für Sie richtige Menge finden und langsam auf eine ballaststoffreichere Nahrung umstellen, damit es nicht zu Druckgefühlen im Bauchbereich und allzu starken Blähungen kommt. Beginnen Sie beispielsweise mit etwas Leinsamen oder Hafer- bzw. Weizenkleie, die Sie mit viel Flüssigkeit (möglichst ohne Kohlensäure) zu sich nehmen. Zu den ballaststoffreichen Lebensmitteln zählen unter anderem getrocknete Feigen, Vollkornbrot, Hülsenfrüchte, Müsli, Erdnüsse (Achtung: Fett!) und Rosinen.

> !
>
> Stellen Sie langsam auf eine ballaststoffreiche Nahrung um. So vermeiden Sie starke Blähungen.

Empfehlung 2

Ernähren Sie sich besser prä- und probiotikareich statt proteinreich, denn das stärkt nicht nur Ihren Darm, sondern auch Ihr Immunsystem. Wenn Sie im Supermarkt vor dem Kühlregal stehen und nicht wissen, welchen Joghurt Sie wählen sollen, dann greifen Sie am besten zu einem probiotischen Produkt. Es sollte jedoch keinen Zucker und keine Fruchtzubereitung enthalten. Mit ein paar frischen Früchten wie Erdbeeren, Heidelbeeren oder Himbeeren schmeckt die kleine Zwischenmahlzeit nicht nur besser, sondern Sie tun auch noch Ihrer Gesundheit etwas Gutes.

Empfehlung 3

Nach dem Basis-Check beim Hausarzt vor vier Wochen (siehe Empfehlung 2 auf Seite 26) ist es jetzt sinnvoll, erneut eine Untersuchung vornehmen zu lassen. Inzwischen können sich Ihre Harnsäurewerte schon deutlich verbessert haben, was die weitere Messung wahrscheinlich zeigen wird. Sollten die Werte aber noch nicht im optimalen Bereich sein und Sie weiterhin häufiger von Beschwerden an den Gelenken geplagt werden, dann helfen Ihnen die vielen wertvollen Informationen zu sanften Behandlungen mit natürlichen Mitteln im folgenden Kapitel.

!

Ihr Hausarzt stellt bei einer erneuten Untersuchung sicher eine Verbesserung Ihres Gesundheitszustands fest. Bleiben Sie also dran!

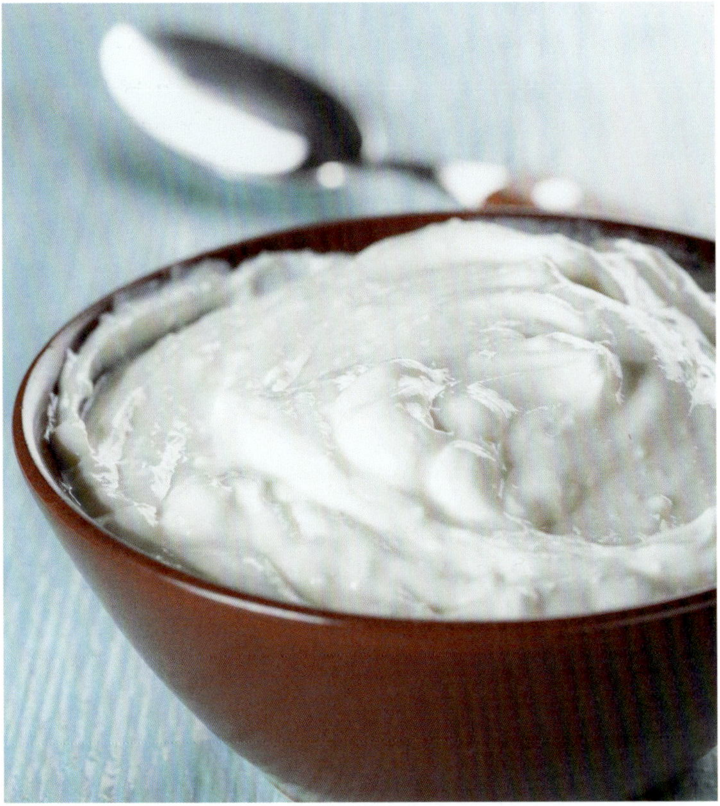

Wählen Sie Joghurt ohne Zusatz von Zucker oder Fruchtzubereitung.

6. WOCHE

Sanfte Therapien aus der Natur

Im Rahmen der medizinischen Untersuchung hat der Arzt Ihnen bestimmt therapeutische Empfehlungen gegeben, die Sie unbedingt beherzigen sollen. Möglicherweise hat er Ihnen auch Medikamente verordnet, die einen erhöhten Harnsäurespiegel im Blut

In der Homöopathie wird der Gichtpatient mit Globuli behandelt.

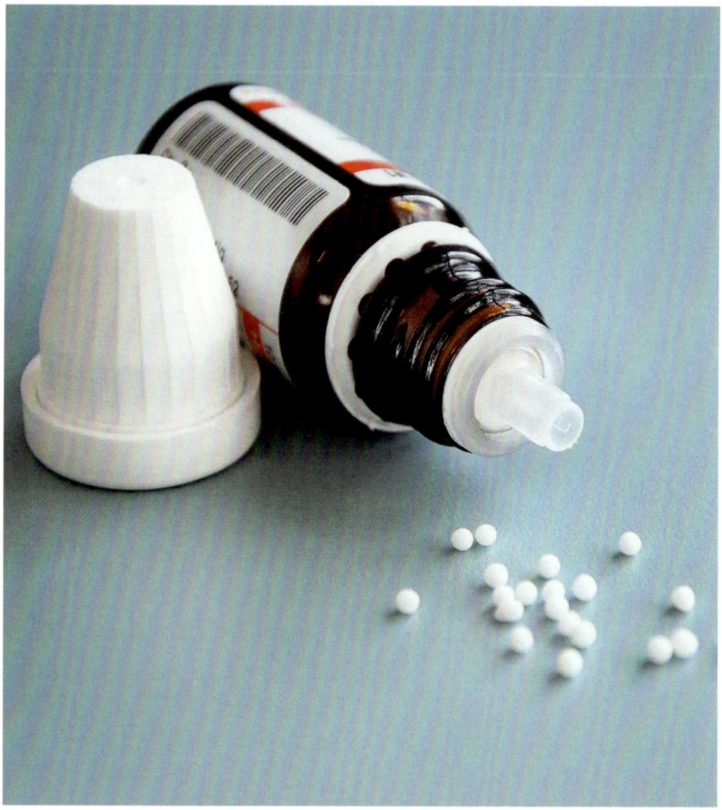

senken. Schulmediziner verabreichen normalerweise Schmerzmittel sowie chemische Substanzen zur Senkung der Harnsäure, z. B. Allopurinol.

Ein akuter Gichtanfall wird häufig mit Colchicin behandelt, einer Substanz, die aus der giftigen Herbstzeitlose extrahiert wird. Diese Pflanze gibt es auch als Homöopathikum in verschiedenen Potenzen. Für einen positiven Behandlungsverlauf ist es wichtig, dass Sie sich an die Verordnungen und Empfehlungen Ihres Arztes halten.

Zusätzlich können Sie im Rahmen der Selbsthilfe auch noch bewährte Hausmittel und natürliche Heilmethoden einsetzen, um generell Ihren Stoffwechsel zu normalisieren und mögliche Beschwerden an den Gelenken zu lindern. Sollten Sie sich unsicher fühlen oder Zweifel haben, welche Mittel und Anwendungen für Sie passend sind, sprechen Sie am besten mit Ihrem Arzt darüber oder konsultieren Sie bei Bedarf noch einen Spezialisten für naturheilkundliche und homöopathische Therapiemethoden.

!

Im Vordergrund steht die medizinische Behandlung. Natürliche Heilmethoden können sie ergänzen.

Homöopathie – wirksame Hilfe durch Globuli

In der Homöopathie wird der Patient ganzheitlich (holistisch) betrachtet. Das bedeutet, dass das entsprechende Mittel nicht nur nach der Krankheit und den Symptomen ausgewählt wird, sondern auch nach der Persönlichkeit des Patienten und den Modalitäten, also ob sich seine Beschwerden etwa bei Wärme oder bei Kälte bessern bzw. verschlechtern. Hier eine kleine Übersicht über homöopathische Mittel, die sich bei Gicht bewährt haben. Suchen Sie dasjenige heraus, das Ihre Befindlichkeit am besten beschreibt. Die Zusätze D6 und D12 bezeichnen die jeweilige Potenz.

!

Die kleinen Kügelchen können eine große Heilkraft entfalten.

!

Einen erhöhten Harnsäurespiegel können Sie mit dem Homöopathikum Berberis D3 selbst behandeln.

Bewährte Homöopathika:

Beschwerden: Schmerzhafte Entzündung der Gelenke, Bettwärme verschlimmert die Beschwerden, Frösteln, Kälteempfindlichkeit; Gelenkschmerzen werden jedoch durch kalte Güsse gebessert.
Mittel: Ledum D12

Beschwerden: Gelenke steif und schmerzhaft, Gelenkschmerzen wandernd, Schwellungen wechselnd rot und blass; Verschlechterung durch Kälte, Berührung und Bewegung, Besserung durch Ruhe und Wärme.
Mittel: Colchicum D6

Beschwerden: Pochende, klopfende Schmerzen; Gelenk erschütterungs- und berührungsempfindlich, Besserung durch warme Auflagen.
Mittel: Belladonna D12

Beschwerden: Schmerzen im Gelenk ziehen eher langsam herauf, kleinste Bewegung ist dann aber schmerzhaft; Bedürfnis nach absoluter Ruhigstellung, Gereiztheit; Verbesserung durch kalte Auflagen.
Mittel: Bryonia D12

Beschwerden: Gelenk sehr berührungsempfindlich, Ruhelosigkeit, Drang zu Bewegung, Besserung durch warme Auflagen.
Mittel: Arnica D12

Darüber hinaus gibt es in der Apotheke auch sogenannte Komplexmittel, die mehrere bewährte Mittel kombinieren, etwa Rheucastin® oder Berberis Pentarkan®H.

Die Schüßler-Bicomplex-Therapie

Schüßler-Salze, benannt nach dem homöopathischen Arzt Wilhelm Heinrich Schüßler, sind Mineralsalze in homöopathischer Dosierung. Einige davon können bei akuten Gelenkentzündungen hilfreich sein.

!

Schüßler zufolge sind Krankheiten durch Störungen des Mineralhaushalts bedingt.

Das homöopathische Komplexmittel ISO Bicomplex J 9 (aus der Apotheke) beispielsweise enthält die folgenden vier Schüßler-Salze:

Ferrum phosphoricum D12
fürs erste Stadium der Gelenkentzündung; bei Schwellungen des Gelenks mit Überwärmung und Rötung.

Natrium phosphoricum D6
neutralisiert Harnsäuren und unterstützt, vor allem bei Gicht, die Ausscheidungsorgane.

Natrium sulfuricum D6
fördert die reibungslose Ausleitung und den Abtransport von Stoffwechselprodukten und anderem belastenden Material.

Silicea D12
löst die Harnsäure aus den Geweben und kurbelt die Entgiftung des Bindegewebes an.

Bewährte Schüßler-Salze:

Beschwerden: Chronische Schmerzen
Behandlung: Calcium sulfuricum Nr. 12 kommt nicht nur bei allen eitrigen Prozessen zum Einsatz, sondern auch bei Gelenkerkrankungen wie Rheuma und Gicht. Bei einem akuten Schub oder Schmerzanfall können Sie vorher zur Entgiftung Ferrum phosphoricum Nr. 3 oder Kalium chloratum Nr. 4 einnehmen.

Beschwerden: Gelenkschmerzen durch Übersäuerung
Behandlung: Eine Übersäuerung des Organismus kann auch die Gelenke sehr belasten. Um die Ausleitung anzuregen, hat sich Natrium phosphoricum Nr. 9 bewährt. Zum Ausgleich von Störungen im Natrium-phosphoricum-Haushalt sollten Sie sich zusätzlich basenreich ernähren (wenig Fett, wenig Zucker, dafür viel Gemüse, Kartoffeln und ungesüßte Milchprodukte) und das Schüßler-Salz Nr. 11 Silicea einnehmen. Mit dieser Therapie können Sie akuten Gelenkbeschwerden sowie Schmerzen in Fuß- und Fingergelenken entgegenwirken.

Heilsame Kräuter und Pflanzen

In der Natur ist auch gegen die Gicht eine Reihe von Kräutern und Heilpflanzen gewachsen. Innerlich in Form von Tee oder Kapseln eingenommen oder äußerlich als Umschläge, Einreibungen und Bäder angewendet, können sie Beschwerden wirksam lindern.

!

Gammalinolensäure kann Entzündungen lindern.

Innere Anwendung

Borretschsamenöl Es enthält die wertvolle Gammalinolensäure, die über den Prostaglandinstoffwechsel entzündliche Prozesse positiv beeinflussen und die Heilung fördern kann. Gammalinolensäure wird im Organismus in die Prostaglandine E1 und E3 umgewandelt, zwei körpereigene Substanzen, die entzündliche Reizungen hemmen. Kapseln mit dem Wirkstoff bekommen Sie in der Apotheke und im Reformhaus.

Teufelskralle In klinischen Studien wurde nachgewiesen, dass die Wurzel dieser Pflanze Schmerzen bei verschiedenen Gelenkerkrankungen lindern kann. Der Teeaufguss schmeckt bitter, daher sind Kapseln aus der Apotheke vorzuziehen. Teufelskralle eignet sich auch zur äußerlichen Anwendung als Gel.

Stoffwechseltee Mischen Sie 20 Gramm Brennnesselblätter, 10 Gramm Birkenblätter, 15 Gramm Heidelbeerblätter und 15 Gramm Schachtelhalmkraut. Verwenden Sie drei Teelöffel der Kräuter für einen halben Liter Wasser. Die Flüssigkeit mit den Kräutern kurz aufkochen, dann fünf Minuten ziehen lassen. Alles abseihen und täglich drei bis vier Tassen davon trinken. Um den Geschmack zu verbessern, können Sie etwas Honig beifügen.

> !
>
> Auch aus Brennnesselblättern und -wurzeln alleine lässt sich ein wirkungsvoller Tee herstellen, der die Harnausscheidung anregt.

Umschläge und Auflagen

Warmer Hopfenumschlag Einen Leinenbeutel mit einer Handvoll zerkleinerter Hopfenzapfen füllen und in einem Topf mit Wasser erhitzen. Den Beutel auswringen und mit einem Handtuch abgedeckt auf die schmerzende Stelle legen. Die Wärme lindert die Schmerzen. Die Prozedur mehrmals täglich wiederholen.

Warme Kohlblattauflage Weißkohl enthält reichlich Vitamine und Mineralstoffe. Äußerlich angewendet haben Kohlblätter einen schmerzlindernden, entzündungshemmenden Effekt. Blanchieren Sie einige Kohlblätter, drücken Sie diese aus und legen Sie sie möglichst warm auf die betroffene Stelle. Mit einem Handtuch umwickeln und etwa 30 Minuten wirken lassen. Die Prozedur am besten mehrmals täglich wiederholen.

Warm oder kalt?
Warme Umschläge sollten Sie nicht bei akuter entzündlicher Reizung anwenden. In diesem Fall wirken zumeist kühlende Auflagen besser. Wärme tut in der Regel bei chronischen Schmerzen gut. Probieren Sie selbst aus, was für Sie am besten ist.

Fangopackung Fango hat sich als kalte oder warme Anwendung ebenfalls zur Behandlung von Gelenkbeschwerden bei Gicht bewährt. Fertigpräparate aus der Apotheke erleichtern Ihnen die Handhabung.

Kühlender Heilerde-Quark-Umschlag Rühren Sie aus Heilerde, Wasser und etwas Magerquark (kühl, aber nicht zu kalt) einen Brei an und geben Sie einen Schuss Olivenöl dazu. Verstreichen Sie die Masse fingerdick auf einem Tuch. Dieses legen Sie auf die betroffene Stelle und fixieren es mit einem sauberen Tuch. Alles so lange einwirken lassen, bis die Masse getrocknet ist. Bei Bedarf wiederholen.

Kältepackung Legen Sie eine Kompresse oder ein kleines Baumwolltuch in kaltes Wasser und umwickeln Sie das betroffene Gelenk damit. Die Packung zehn Minuten liegen lassen. Sie können die Prozedur mehrmals wiederholen.

Einreibungen und Bäder

Ölmischung Durchblutungsfördernde Einreibungen, beispielsweise mit Zimtöl, Kampfer, Muskatnuss oder Eukalyptus bringen Linderung. Mischen Sie 50 bis 100 Milliliter süßes Mandelöl oder Jojobaöl mit ein paar Tropfen eines (oder mehrerer) der oben genannten Aromaöle. Diese heilsame Ölmischung massieren Sie dann vorsichtig in die schmerzenden Stellen ein.

!

Ätherische Öle sind eine wahre Wohltat für schmerzende Gelenke.

Latschenkiefertinktur Reiben Sie die Körperpartien, die wehtun, drei- bis viermal täglich mit Latschenkiefertinktur (aus der Apotheke) ein. Diese kühlt zuerst und verbreitet dann eine wärmende, entzündungshemmende und schmerzlindernde Wirkung.

Moorbad Moor unterstützt aufgrund seiner thermischen Eigenschaften und seiner besonderen Inhaltsstoffe die Behandlung chronischer Beschwerden des Bewegungsapparates. Fertigpräparate, die Sie ganz einfach Ihrem Badewasser zugeben, können Sie in der Apotheke oder in Drogeriemärkten kaufen.

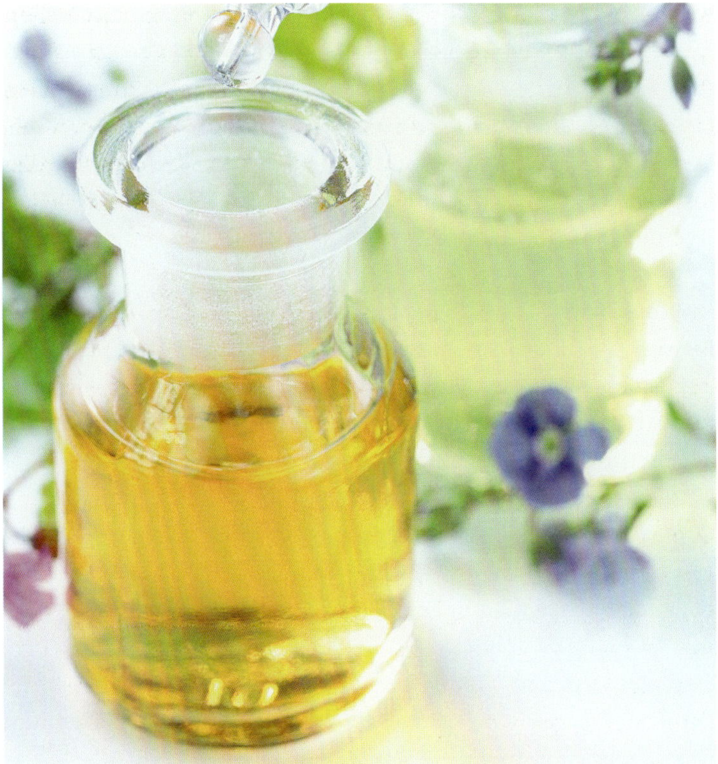

Duftende Ölmischungen können direkt auf die schmerzende Stelle einmassiert werden.

Empfehlungen für die 6. Woche

> !
>
> Falls Sie nicht ganz sicher sind, welche Heilmethode zu Ihnen und Ihrem Krankheitsbild passt, konsultieren Sie Ihren Arzt oder naturheilkundlichen Spezialisten.

Empfehlung 1

Immer mehr Patienten interessieren sich für ganzheitliche Heilmethoden aus der Naturheilkunde, der Homöopathie oder auch den asiatischen Heilweisen wie z. B. der Traditionellen Chinesischen Medizin oder der indischen Ayurveda-Lehre. Als alleinige oder ergänzende Therapiemethoden zur klassischen Schulmedizin werden mit den ganzheitlichen Behandlungen oft erstaunliche Erfolge erzielt. Vor allem chronische Leiden sprechen häufig sehr gut auf diese Verfahren an, die sich zumeist weniger an den Symptomen orientieren, sondern die Ursache der Krankheit behandeln. Allerdings ist es von großer Bedeutung, einen Arzt für Naturheilverfahren oder auch einen Heilpraktiker zu finden, zu dem Sie Vertrauen haben und bei dem Sie sich gut aufgehoben fühlen. Sie sollten sich also umfassend informieren, z. B. bei den Dachverbänden und Gesellschaften. Nehmen Sie gegebenenfalls mit mehreren Spezialisten Kontakt auf. Eine Auswahl an Adressen finden Sie im Anhang dieses Buches.

Empfehlung 2

Da die Anwendungen und Behandlungen aus der Naturheilkunde sehr schonend und sanft sind, brauchen Sie keine gravierenden Nebenwirkungen zu befürchten. Dennoch ist es ratsam, bei bestimmten Maßnahmen wie beispielsweise Auflagen oder Einreibungen vorsichtig vorzugehen und zu beobachten, wie Ihr Körper reagiert. Denn die Situation eines jeden Patienten ist individuell unterschiedlich. Der eine verträgt z. B. Wärme sehr gut, ein anderer fühlt sich bei kühlen Anwendungen wohler.

Empfehlung 3

Bei einem akuten Gichtanfall können Sie kühlende Wickel und Umschläge anlegen. Sie helfen, die überschüssige Hitze aus dem entzündeten Gelenk zu ziehen und die Schwellung zu reduzieren. Dies bewirkt gleichsam eine Schmerzlinderung. Sie müssen aber wissen, dass solche Anwendungen bei einem Gichtanfall stets nur als begleitende Maßnahmen geeignet sind. Die medikamentöse Behandlung durch Ihren Arzt sollte unbedingt im Vordergrund stehen.

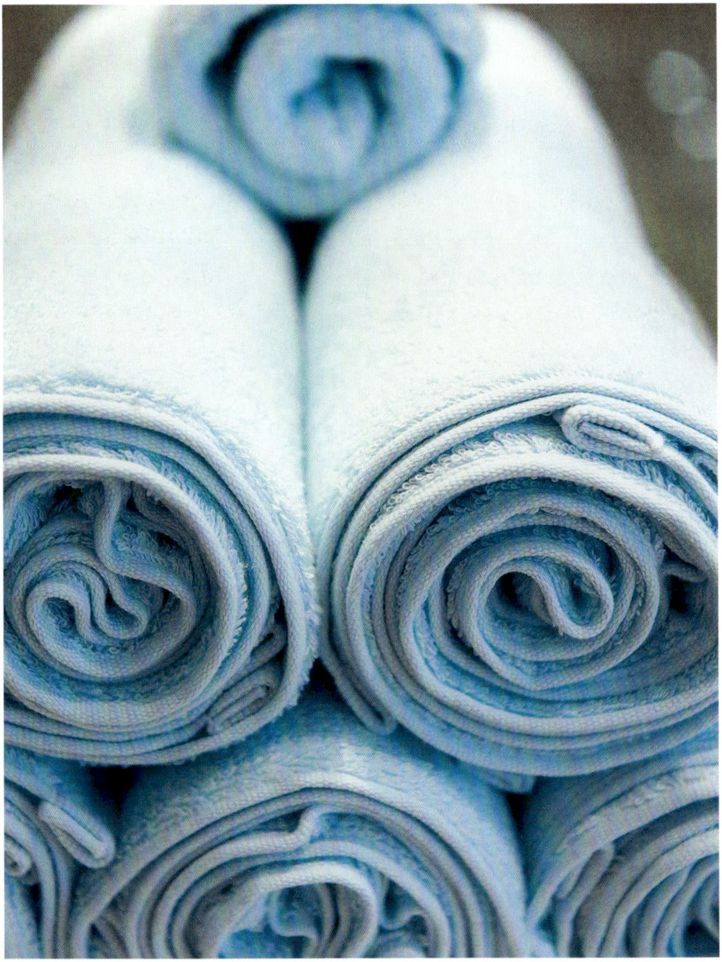

Bei einem akuten Gichtanfall helfen kühlende Wickel.

7. WOCHE

Fit und gesund durch Bewegung

Den alten Spruch „Bewegen bringt Segen“ kennt wohl jeder. Aber die Einsicht allein reicht nicht, denn erst wenn wir voll und ganz davon überzeugt sind, wollen wir wirklich aktiv werden. Der heutige Alltag erfordert von uns kaum Bewegung. Während der Mensch vor 100 Jahren noch 20 bis 30 Kilometer täglich zu Fuß zurücklegen musste, bringen es heute viele von uns auf gerade mal 300 Meter Fußweg. Kein Wunder, denn schließlich gibt es Rolltreppen und Aufzüge, Autos, Bahnen und Busse, die uns die Wegstrecken verkürzen und erleichtern.

Jedoch macht uns Bewegungsarmut das Leben ganz und gar nicht leichter, sondern eher schwerer, wir werden träge und krank. Wenn wir uns bewegen, (ver-)brauchen wir Energie. Ist die Energie, die wir aufnehmen, höher als die Energie, die wir verbrauchen, zeigt sich das nicht nur an unschönen Fettpölsterchen, sondern es belastet auch den Stoffwechsel, bringt die Regulationsprozesse aus dem Gleichgewicht, lässt die Muskeln erschlaffen und die Gelenke einrosten.

Um all diese negativen Auswirkungen zu vermeiden, hilft nur eins: Fangen Sie hier und heute an, sich zu bewegen! Je mehr Sie auf Trab kommen, desto mehr wird Ihr Körper mit der Zeit selbst danach verlangen. Lassen Sie den Fahrstuhl links liegen, steigen Sie eine Station vor Ihrem Ziel aus der Bahn aus, parken Sie Ihr Auto etwas weiter weg und gehen Sie den Rest zu Fuß. Nutzen Sie jede Gelegenheit, Ihrem Körper mit Bewegung etwas wirklich Gutes zu tun. Regelmäßiger Sport sollte natürlich auch auf dem Programm stehen.

!

Denken Sie immer daran: Jeder Schritt macht fit! Möglichkeiten, sich zu bewegen, gibt es genug.

So gut wirkt Sport auf Körper und Seele

Regelmäßige Aktivität ist immens wichtig für die Gesundheit: Sie bringt Kreislauf und Stoffwechsel in Schwung, macht die Muskeln stark, hält die Gelenke geschmeidig und hilft auch, Krankheiten wie Gicht zu verhüten. Obendrein bringt sie Spaß und macht gute Laune.

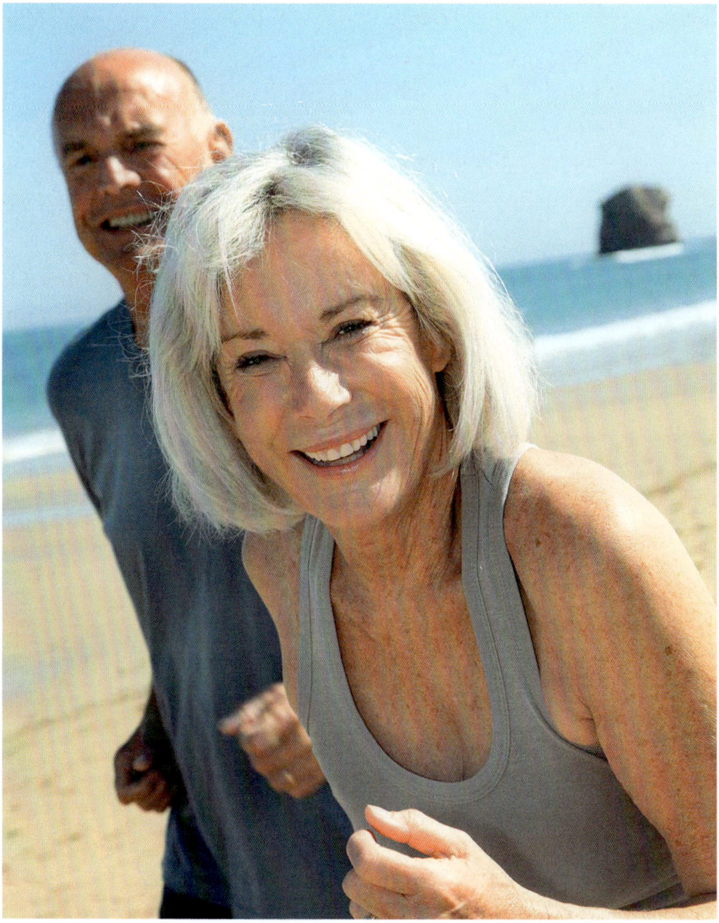

Sport hat viele positive Effekte auf Gichtpatienten – vor allem das Gehen.

Muskelaufbau Regelmäßiges Training ist reines Kraftfutter für die Muskulatur. In den Muskelzellen bilden sich neue Mitochondrien, winzige Energiekraftwerke, die den Sauerstoff verarbeiten. Daraufhin wachsen mehr Muskelfasern und der Muskelquerschnitt vergrößert sich.

Fettabbau Parallel zum Muskelaufbau baut der Körper Fett ab. Für Ihre Figur hat das den besonderen Vorteil, dass er sich dieses Fett aus den Depots an Bauch, Beinen und Po holt, die normalerweise jedem Zugriff trotzen. Allerdings ist für die Verbrennung von Depotfett neben Ausdauertraining auch ein gezieltes Krafttraining nötig, sagen Sportmediziner. Der Grund: Wenn die Muskelmasse durch Krafttraining wächst, braucht sie viel Energie. Und dafür bedient sie sich aller Ressourcen – sogar derjenigen, die sonst nahezu unantastbar sind.

Kreislaufanregung Bluthochdruck, Herzinfarkt und Schlaganfall sind die Killerkrankheiten Nummer eins. Aber es gibt eine perfekte Vorbeugung, nämlich Sport! Er bringt Herz und Gefäße richtig in Schwung. Die Durchblutung wird maximal angekurbelt, das Blut strömt besser durch die Adern bis in die Kapillaren, die feinen Haargefäße, hinein. Regelmäßiges Training fördert die Bildung neuer Kapillaren, verringert den Strömungswiderstand in den Blutbahnen und senkt so den Blutdruck. Außerdem arbeitet das Herz viel ökonomischer, es schlägt langsamer und erbringt sogar mehr Pumpleistung.

Knochenkräftigung Körperliche Bewegung ist die wichtigste Maßnahme, um den Knochenaufbau zu fördern und den -abbau zu verhindern. Auf diese Weise kann Sport wirksam vor der gefürchteten Osteoporose (Knochenschwund) schützen, die mit Schmerzen und Gebrechlichkeit vor allem Frauen nach den Wechseljahren das Leben zur Qual machen kann.

Schlafregulierung Jeder Vierte ist hierzulande von Schlafstörungen geplagt. Doch laut wissenschaftlicher Untersuchungen aus den USA gibt es ein hochwirksames und absolut nebenwirkungsfreies Schlafmittel, nämlich regelmäßige körperliche Bewegung. Wenn Sie täglich nur 30 Minuten aktiv sind bzw. Sport treiben, verbessert das die Sauerstoffaufnahme im Schlafzentrum Ihres Gehirns und erhöht zudem noch Ihre Körpertemperatur um ein paar Zehntel Grad Celsius. Die Folge: Sie fühlen sich angenehm müde und fallen, kaum dass Sie das Licht ausgeschaltet haben, in einen ruhigen und tiefen Schlaf.

Immunstimulation Sport weckt die körpereigenen Abwehrtruppen. Das Immunsystem produziert wesentlich mehr Killerzellen, welche die Krankheitserreger in Schach halten und den Organismus vor Infekten schützen. Wenn Sie jede Woche zwei bis drei Stunden trainieren, erhöhen sich Ihre Immunzellen im Blut um ein Vielfaches, und damit halten Sie sich wirksam Krankheiten vom Hals.

!

Bewegung aktiviert die körpereigenen Abwehrtruppen.

Konzentrationssteigerung Bewegungsübungen bringen außerdem Ihre grauen Zellen auf Trab. Eine amerikanische Studie zeigte, dass sich Konzentration, Denkleistung und die Fähigkeit, Entscheidungen zu treffen, verbessern, wenn man dreimal in der Woche 30 bis 45 Minuten läuft. Warum ist das so? Weil durch die verbesserte Blutzirkulation wesentlich mehr Sauerstoff und Glukose ins Gehirn gelangen. Beide sind essenzielle Moleküle für eine gute Nerventätigkeit und viel mentale Kraft.

Stärkung des Selbstwertgefühls Eine aufrechte Haltung bewirkt einen wachen Geist. Wenn Sie sich regelmäßig sportlich betätigen, fühlen Sie sich sicherer in Ihrem Körper und haben viel mehr Selbstbewusstsein. Außerdem macht Sport zufriedener, glücklicher und ausgeglichener. Bei Menschen, die sich viel bewegen, wird nämlich ein höherer Pegel an Endorphinen nachgewiesen. Diese Glückshormone machen nicht nur gelassener und optimistischer, sondern auch selbstsicherer.

Leistungssteigerung Gehen Sie gern und regelmäßig zum Fitnesstraining, so bringt das Ihren Organismus regelrecht auf Hochtouren. Er tankt zehnmal mehr Sauerstoff als in Ruhephasen. Das lebenswichtige Molekül fließt in alle Zellen Ihres Körpers und versorgt Ihre Organe mit neuer Energie. Außerdem ist Bewegung ein echter Stresskiller. Adrenalin und Noradrenalin, zwei Hormone, die uns gewaltig unter Druck setzen können, werden beim Sport schneller abgebaut, die Anspannung weicht, Körper und Seele finden wieder in ein harmonisches Gleichgewicht zurück. Sport kurbelt den Stoffwechsel an und aktiviert den gesamten Organismus. Obendrein wirkt er entschlackend und reinigend.

!

Bei einem akuten Gichtanfall sollten Sie nicht trainieren.

Was Sport bei Gichtpatienten bewirkt

- Entzündungsreaktionen werden gedämpft.
- Schmerzen werden gemildert.
- Die Gelenke werden geschützt, von Gicht betroffene Gelenke behalten ihre Beweglichkeit.
- Die Ablagerung von Urat (Salz der Harnsäure) wird verhindert.
- Die Ausscheidung von Harnsäure über die Nieren wird erhöht.

Eine große amerikanische Studie ergab, dass das Risiko für Gichtanfälle halbiert wird (im Vergleich zu inaktiven Patienten), wenn man täglich eine Strecke von acht Kilometern bewältigt.

Die richtige Sportart finden

Training ist nicht gleich Training. Richtig fit werden Sie nur mit einem individuellen Bewegungsprogramm, das Ihren persönlichen Bedürfnissen angepasst ist. Die körperliche Aktivität sollte Ihnen außerdem Freude machen, denn wenn Sie sie als Zwang empfinden, verlieren Sie ganz schnell die Lust daran und sind frustriert.

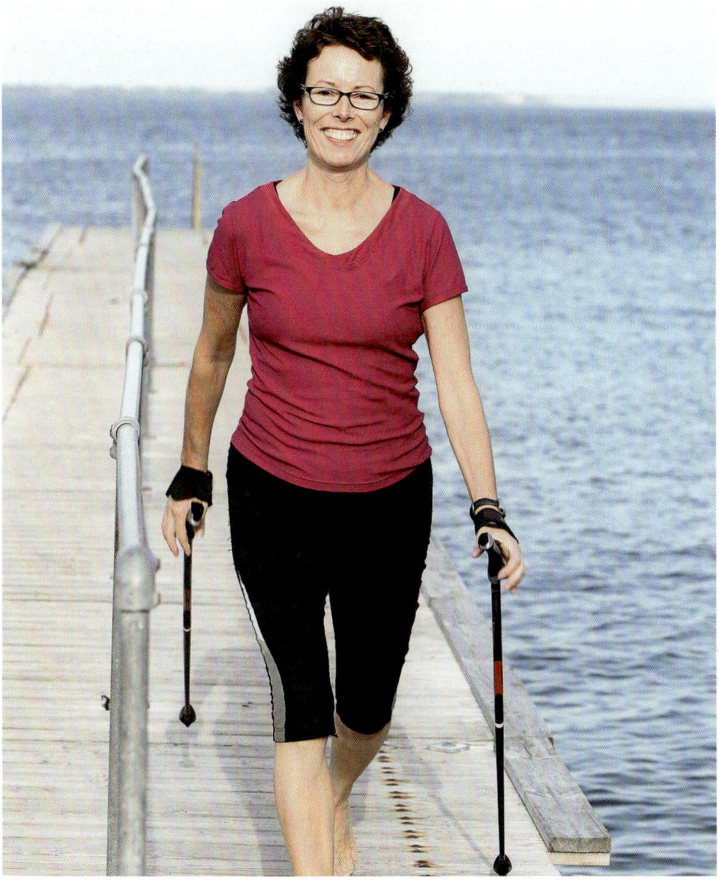

Probieren Sie auch einmal das Nordic Walking mit Stöcken aus, bei dem der Körper sehr gut trainiert wird.

!

Sportarten mit schnellen, ruckartigen Bewegungen und solche, die großen Druck auf die Gelenke ausüben, sind tabu.

!

Tanzen fördert das soziale Miteinander: In Gesellschaft von fröhlichen Menschen genießt man es, Musik und Bewegung zu vereinen.

Wichtig ist auch, dass Sie eine oder zwei Sportarten finden, die Ihre Gelenke schonen, vor allem wenn diese Ihnen Probleme bereiten. Damit sind alle Sportarten tabu, bei denen die Gelenke durch schnelle, ruckartige Bewegungen strapaziert werden (Stop-and-go-Sportarten), beispielsweise Fußball, Badminton oder Squash. Auch großer Druck auf die Gelenke, der z. B. beim Trampolinspringen oder Joggen entsteht, sollte vermieden werden.

Sanfte Bewegungsarten hingegen wie Walken, Schwimmen oder Fahrradfahren sind bestens geeignet, um den Körper auf schonende Weise zu trainieren und die Fitness zu steigern. Auch asiatische Bewegungsübungen wie Tai-Chi oder Qigong haben einen hohen gesundheitlichen Nutzen und pflegen nicht nur den Körper, sondern auch Geist und Seele (s. S. 89).

Wenn Sie gerne das Tanzbein schwingen, tun Sie sich ebenfalls sehr viel Gutes. Schon seit Jahrtausenden wird in vielen Kulturen das Tanzen nicht nur aus Freude an der Bewegung, als gesellschaftliche Begegnung und zu rituellen sowie religiösen Handlungen praktiziert, sondern auch, um Geist und Seele zu erquicken und den Körper jung und geschmeidig zu halten.

Empfehlungen für die 7. Woche

Empfehlung 1

Walken, also das leichtfüßige, entspannte Laufen in der Natur, ist die sportliche Version des Gehens und eine der schönsten und effektivsten Arten, sich zu bewegen. Bei keiner anderen Sportart werden so viele Muskeln beansprucht wie beim Laufen, nämlich 70 Prozent. Damit Ihr Körper trainiert wird, sollten Sie möglichst zügig laufen. Walken hat eine ganze Menge Pluspunkte zu bieten: Es erfordert keine Vorübung und keine aufwendige Ausrüstung, außer guten stoßdämpfenden Schuhen, und Sie können gleich stramm losmarschieren. Es wirkt sich nicht nur positiv auf Herz und Kreislauf aus, sondern es steigert auch die Leistungsfähigkeit des Gehirns und senkt den Cholesterinspiegel. Die Verletzungsgefahr ist beim Walken obendrein sehr gering.

> **!** Selbst einfaches Gehen ist Bewegung und gut für die Gesundheit. Beim Wandern in der Natur können Sie den Alltag hinter sich lassen.

Empfehlung 2

Für Wasserratten gibt es in Thermen und öffentlichen Schwimmbädern zunehmend Angebote für sportliche Aktivitäten im kühlen Nass, etwa Aqua-Jogging oder Aqua-Gymnastik. Dabei sind weiche, fließende Bewegungen mit nur geringem Widerstand möglich, die vor allem bei Problemen mit den Gelenken guttun. Die sportliche Ertüchtigung im Wasser bietet aber trotzdem einen hohen Fitnessfaktor, da sowohl einzelne Muskelgruppen wie auch der ganze Körper trainiert werden können. Einen besonderen Spaß bringt Bewegung im Wasser in Kombination mit Musik und auch mit Spiel- und Übungsgeräten wie Ringen oder Nudeln. Wenn Sie danach noch in die Sauna gehen, haben Sie einen zusätzlichen Gesundheitseffekt, denn Ihr Stoffwechsel wird angekurbelt und Ihr Immunsystem gestärkt. Die genauen Angebote der einzelnen Bäder finden Sie meist auf deren Webseiten im Internet.

Empfehlung 3

Wenn Sie sich lange, vielleicht sogar seit mehreren Jahren, nicht mehr sportlich betätigt haben und außerdem noch stark übergewichtig sind, sollten Sie sich erst langsam und am besten in Absprache mit Ihrem Arzt an ein Bewegungsprogramm gewöhnen. Starten Sie mit leichten Aktivitäten wie etwa Spazierengehen, Wandern, Walken oder Schwimmen. Steigern Sie nur langsam Ihr Tempo, nehmen Sie sich die Zeit, die Sie ganz persönlich benötigen, und überfordern Sie sich bitte nicht!

8. WOCHE

Entspannen und Stress abbauen

Jede Veränderung beginnt im Kopf. Dieser Satz lässt sich leicht nachvollziehen, denn um sein Leben wirklich umzukrempeln und alte, unliebsame Verhaltensmuster aufzugeben, muss man sich erst einmal jener richtig bewusst werden! Der zweite Schritt ist eine gute Portion Willenskraft, gepaart mit Selbstdisziplin und Ausdauer, die helfen, positive Veränderungen wirklich dauerhaft im eigenen Leben zu verankern. Dass Sie diese Willensstärke, die Disziplin und den Langmut aufbringen können, haben Sie mit dem Durcharbeiten dieses Buches bis zu diesem Kapitel bereits bewiesen. Nun gilt es, den Erfolg zu halten, über die restlichen Seiten sowie die folgenden Wochen und Monate hinaus, und nicht wieder in die alten Muster zurückzufallen. Warum ist das so schwer? Warum gelingt es nur so wenigen Menschen, eine vernünftige Lebensweise auf Dauer beizubehalten?

!

Jetzt kommt es darauf an, die neue Lebensweise auf Dauer beizubehalten.

Stress – die Plage unserer Zeit

Einen maßgeblichen Einfluss hat hier unser westlicher Lebensstil, der sehr oft alles andere als harmonisch und ausgeglichen ist. Im Gegenteil: Unzählige Menschen fühlen sich um ihr seelisches, geistiges und körperliches Gleichgewicht gebracht und leiden unter einem Problem, das sich mit Fug und Recht als Zeitgeist-Phänomen bezeichnen lässt: Stress. Wissenschaftler unterscheiden zwischen zwei Formen von Stress: dem gesunden, leistungsfördernden Eustress, der uns anspornt und unsere Lebenskraft aktiviert, und dem krank machenden Distress. Diese negative

Form von Stress entsteht vor allem durch ungesunde Lebensgewohnheiten mit Reizüberflutung, Hektik, wachsendem Konkurrenzdruck und der ständigen Jagd nach Mehr – mehr Geld, mehr Glück, mehr Erfolg, mehr Genuss.

Stressforscher bezeichnen uns häufig als eine „Nonstop-Gesellschaft“, in der die Menschen ständig auf der Überholspur durchs Leben rasen, sich keine Ruhe, keine Pausen und keinen Ausgleich gönnen. Aber nicht nur permanente Überforderung versetzt den Organismus in einen krank machenden Stresszustand. Nach wissenschaftlichen Untersuchungen führt auch andauernde Unterforderung zum Distress. Menschen, deren Leben von Eintönigkeit, Langeweile, mangelndem Ansporn und fehlenden Zielen geprägt ist, sind – so das Ergebnis verschiedener Studien – ebenfalls emotional gestresst und für Störungen anfällig.

!

Die Wissenschaft unterscheidet gesunden Stress (Eustress) und krank machenden Stress (Distress).

Wie Stress uns zu schaffen macht

Negativer Stress kann zahlreiche körperliche und seelische Fehlregulationen nach sich ziehen:

- Akuter Stress treibt den Blutdruck nach oben, verursacht Schweißausbrüche und Herzrasen.
- Chronischer Stress raubt dem ganzen Organismus Energie, er belastet Herz und Kreislauf, schwächt Nerven, Immunsystem und Stoffwechsel.
- Distress kann für zahlreiche Beschwerden verantwortlich sein, vor allem Schlafprobleme, Abgeschlagenheit, depressive Verstimmungen, Nervosität, Unruhe, Gereiztheit, Heißhungerattacken und Verdauungsstörungen.
- Dauerstress löst bei vielen Menschen ein Suchtverhalten aus: Sie rauchen zu viel, trinken zu viel Kaffee und Alkohol, greifen zu Medikamenten, essen zu viel Süßes und Fettes.
- Übermäßiger, lang andauernder Stress kann bis zum Burn-out-Syndrom führen, zum Gefühl des völligen Ausgebranntseins und der totalen Erschöpfung.

Wege aus dem Stress

!

Entspannung ist auch ein effektives Mittel gegen Schmerzen.

Um auf Dauer gesund und möglichst schmerzfrei zu bleiben und den vielfältigen Anforderungen des Alltags gewachsen zu sein, müssen auch Sie als Gichtpatient darauf achten, immer wieder bewusst zur Ruhe zu kommen und Ihre Energietanks neu aufzufüllen. Dabei helfen Ihnen Entspannungstechniken wie Tai-Chi und Qigong sowie eine positive Grundeinstellung.

Zum natürlichen Rhythmus zurückfinden

Wichtig für innere Ausgeglichenheit, Gesundheit und Wohlbefinden ist ein gewisses Gleichmaß in der Gestaltung des Alltags, eine Regulierung des natürlichen Rhythmus von Schlafen und Wachsein, Anspannung und Entspannung, Leistung und Ausruhen. Dieser naturgegebene Wechsel von Aktivität und Passivität unterliegt im Wesentlichen der Steuerung durch das vegetative Nervensystem. Dieses lässt sich gezielt durch das eigene Verhalten beeinflussen, im Positiven wie im Negativen. Von welch zentraler Bedeutung die Geist-Körper-Seele-Balance ist, war schon den alten Chinesen vor mehr als 4.000 Jahren bekannt. In der Lehre der Traditionellen Chinesischen Medizin (TCM) nämlich wird der Mensch – genauso wie in anderen fernöstlichen Heilmethoden, z. B. der indischen Ayurveda-Lehre – stets als ganzheitliches Wesen betrachtet, dessen innere Harmonie dadurch gewährleistet ist, dass die Lebensenergie auf allen drei Ebenen, der psychischen, der mentalen und der körperlichen, ungestört fließen kann.

!

Weitere gute Entspannungsmethoden sind autogenes Training und Progressive Muskelrelaxation nach Jacobson.

Auszeiten nehmen

Schenken Sie Ihrer Psyche die Aufmerksamkeit, die sie verdient, und schützen Sie sie möglichst vor Stressfaktoren wie Überforderung, sorgenvollem Grübeln und unterdrückten Gefühlen. Nehmen Sie sich dafür regelmäßig Auszeiten vom Alltag. Gute Techniken für die Harmonisierung von Körper, Geist und Seele als Gesamtheit sind beispielsweise Qigong und Tai-Chi. Diese Methoden werden z. B. in Volkshochschulen gelehrt, aber auch in Zentren für Yoga und andere Entspannungs- sowie Konzentrationstechniken.

Auf die Gedanken achten

„Das Glück im Leben hängt von den guten Gedanken ab, die man hat." Mit diesem weisen Satz aus seinen philosophischen Betrachtungen brachte der römische Kaiser Marc Aurel schon vor fast 2.000 Jahren auf den Punkt, was wir heute unter der Philosophie des positiven Denkens verstehen. Hier geht es darum, sich seiner Gedankenmuster bewusst zu werden und sie in eine positive Richtung umzuprogrammieren.

> !
>
> Unsere Gedanken können unseren Körper unmittelbar beeinflussen. Denken Sie positiv!

Wer diese Fähigkeit gut beherrscht, profitiert erwiesenermaßen in allen Bereichen des Lebens. Positiv denkende Menschen erfreuen sich einer besseren Gesundheit, sie sind optimistischer, fröhlicher und ausgeglichener, sie haben mehr Erfolg im Beruf und gestalten ihre Beziehungen zu anderen Menschen harmonischer. Die Steuerung der Gedanken hin zum Guten ist also ein weiterer wichtiger Schritt zur Veränderung Ihres Bewusstseins und zur Erhaltung von Lebensqualität und Lebensfreude.

SPECIAL

Qigong – für mehr innere Ruhe und Gesundheit

Qigong (sprich: Dschi Gung) ist chinesisch und kann mit „Übung des Atems" übersetzt werden. Über Jahrtausende hinweg wurde diese Volksheilkunst in China geheim gehalten und nur in buddhistischen Klöstern gelehrt. Qi ist in der chinesischen Philosophie und Medizin der Atem, im übertragenen Sinne die Lebensenergie, die durch uns fließt. Durch Qigong kann man diese stärken und damit Krankheiten abwehren, aber auch schon bestehende Leiden lindern.

▶▶

!

Bei der Übung „Der fliegende Kranich" werden die harmonischen, ruhigen Bewegungen dieses majestätischen Vogels nachgeahmt. Sie harmonisieren Körper und Geist, entspannen und spenden körperliche sowie mentale Kraft.

Es gibt spezielle Übungen gegen die verschiedensten Gesundheitsprobleme, z. B. Kopfschmerzen, Schlafstörungen und viele mehr. Qigong hilft vor allem auch beim Stressabbau. Wer die Übungen gut beherrscht, kann Stresssituationen sozusagen mit wenigen Atemzügen in den Griff bekommen, innerlich ruhig werden und dadurch sicher entscheiden, was zu tun ist. In dieser Hinsicht ist die Methode vergleichbar mit dem westlichen Autogenen Training.

Die Übungen

Sie werden ganz langsam, quasi in Zeitlupe ausgeführt, also immer sanft und fließend, nicht stockend und nicht ruckartig. Außerdem sollen die Übungen des Qigong nicht anstrengen, nicht belasten und auf keinen Fall in Leistungssport ausarten. Das liefe dem Denken, das in der asiatischen Medizin und Philosophie besteht, völlig zuwider. Trotzdem ist eine gewisse Disziplin vonnöten, denn Qigong ist nur nutzbringend, wenn es regelmäßig durchgeführt und in den Alltag integriert wird.

Die Wirkungen

In China ist eine Heilgymnastik wie Qigong immer gleichzeitig auch eine Atem- und Meditationsgymnastik. Sie wirkt also nach einem ganzheitlichen Prinzip und versorgt Körper, Geist und Seele gleichermaßen mit positiver Energie. Qigong regt Herz und Kreislauf an, fördert Durchblutung und Stoffwechsel, stärkt die Abwehrfunktionen und sorgt für Elastizität sowie Spannkraft in Knochen, Muskeln, Bändern und Gelenken. Außerdem wirken die Übungen ausgleichend auf die Psyche und stärken die geistigen Fähigkeiten wie Konzentration, Gedächtnis und Kreativität.

SPECIAL

Tai-Chi – für mehr Stärke und Selbstbewusstsein

Tai-Chi (sprich Tai Tschi) ist ebenfalls eine Jahrtausende alte Bewegungskunst aus China und auch unter dem Begriff „Schattenboxen" bekannt. Heute wird sie von Millionen Chinesen jeden Morgen als körperliche und mentale Vorbereitung auf den Tag praktiziert. Dabei werden meist die 24 Übungen des sogenannten Peking-Tai-Chi ausgeführt. Die Bewegungen laufen wie in Zeitlupe ab und imitieren genau festgelegte Kampfhaltungen, die auf einen unsichtbaren Gegner zielen. Das erfordert absolute Körperbeherrschung und Konzentration. Tai-Chi ist deshalb für Körper und Geist ein intensives Training. Die Übungen sind für Knochen, Gelenke, Muskeln und innere Organe eine echte Heilgymnastik. Auch das Denken und Fühlen wird durch Tai-Chi positiv beeinflusst. Die Methode steigert die Selbstwahrnehmung, die Aufmerksamkeit und die Gehirnleistung. Aggressivität wird gezielt abgeleitet, es stellen sich Ausgeglichenheit und ein gesundes Selbstbewusstsein ein.

Die Übungen

Auch wenn sich Tai-Chi in 24 Bewegungsformen mit 174 Einzelfiguren untergliedert, besteht die „Heilgymnastik" im Grunde aus nur einer einzigen Bewegungseinheit, die leicht, fließend und federnd ausgeführt werden soll – fast wie ein Tanz. Wenn man Tai-Chi täglich übt, kann man die Bewegungstechnik etwa in einem Jahr erlernen. Wer die Kunst des Tai-Chi beherrscht, benötigt für das gesamte Programm täglich nur etwa fünf Minuten. In dieser kurzen Zeit tut er aber immens viel für sich selbst.

Die Wirkungen

Tai-Chi ist Bewegungsübung, Meditation und Naturphilosophie in einem. Es stärkt nicht nur den Körper, sondern sorgt auch für geistige Kraft, seelische Ausgeglichenheit und ein Leben in Harmonie mit der Umgebung. Die Chinesen sagen: „Schattenboxen macht geschmeidig wie ein Kind, stark wie ein Holzfäller und gelassen wie ein Weiser".

▶▶

!

Ursprünglich soll Tai-Chi ein Tanz gewesen sein. Er nimmt alle Elemente der Natur auf und vereint sich auf diesem Wege mit ihr. Deshalb haben die einzelnen Übungen so klangvolle Namen wie „Der weiße Kranich schlägt mit seinen glänzenden Flügeln".

Wie geht das? Die harmonischen, rhythmischen und weichen Bewegungen bringen Geist, Seele und Körper in Einklang. Dann kann Qi (oder Chi), die universelle Lebensenergie, durch den gesamten Organismus fließen und ihm Kraft spenden. Tai-Chi verbessert die Blutzirkulation, vertieft die Atmung, stabilisiert das Nervensystem, stärkt die Körperabwehr, kräftigt die Bänder, macht die Gelenke beweglich, sorgt für einen gesunden Schlaf, gibt Ruhe und schenkt Selbstvertrauen.

Die Atmung im Tai-Chi ist tief, locker und fließend – wie die rhythmischen Bewegungen der Meereswellen.

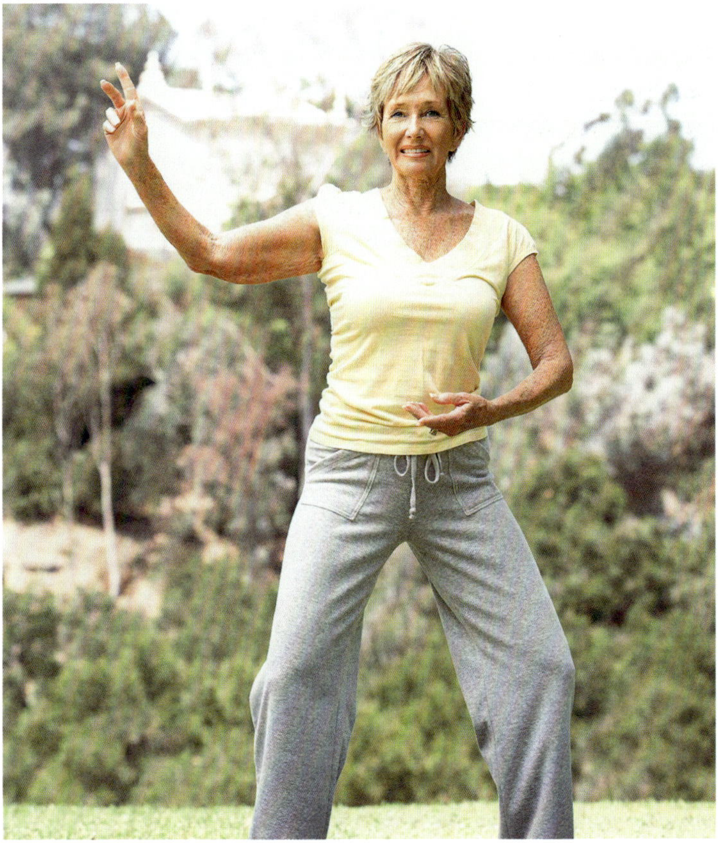

Empfehlungen für die 8. Woche

Empfehlung 1

Sorgen Sie für einen geordneten Tagesrhythmus mit regelmäßigen Zeiten fürs Aufstehen, Essen und Zubettgehen. Erledigen Sie außerdem nicht mehrere Arbeiten auf einmal und legen Sie alle zwei Stunden – oder zumindest wenn ein Teil der Arbeit abgeschlossen ist – eine kleine Pause ein. Achten Sie auf ausreichend Schlaf. Während der Nachtruhe regeneriert Ihr Körper, erholt sich Ihre Seele und arbeitet viele Konflikte auf.

Empfehlung 2

Praktizieren Sie Ihre Entspannungstechnik immer zu einer bestimmten Tageszeit, in der Sie ganz für sich sein und üben können. Sorgen Sie dafür, dass Sie dabei nicht gestört werden. Nach und nach wird Ihr Entspannungsritual zu einem festen Bestandteil Ihres Alltags werden, den Sie nicht mehr missen möchten. Auf diese Weise werden Sie auch schwierige Phasen Ihres Lebens mit stoischer Gelassenheit überstehen. Wichtig ist außerdem, dass Sie stets Geduld mit sich selbst haben!

Empfehlung 3

Loben Sie sich selbst, auch für kleine Fortschritte und Erfolge, und tun Sie sich etwas Gutes. Das Prinzip der Belohnung, das Sie bereits aus Kinderzeiten kennen, gilt auch noch im Erwachsenenalter und kann eine gute Motivation darstellen: Wenn richtig viele Pfunde gepurzelt sind, gönnen Sie sich beispielsweise ein schickes Kleid oder ein neues Smartphone. Oder belohnen Sie sich mit einem Wellnesstag mit Ihrer Freundin oder einer Bergtour mit Sportsfreunden, wenn Sie ein weiteres Ziel Ihres Gesundheitsprogramms erreicht haben. Bestimmt fallen Ihnen noch weitere Belohnungen ein!

!

Tun Sie sich immer wieder Gutes und machen Sie Dinge, die Ihnen Spaß machen: Hören Sie Ihre Lieblingsmusik, gehen Sie tanzen oder ins Kino.

9. WOCHE

Das Kochstudio, Teil 1: Weniger Fleisch bedeutet mehr Gesundheit

!

Auf Fleisch zu verzichten lässt sich lernen.

Vegetarisch genießen und mühelos auf Fleisch verzichten

Viele Menschen glauben immer noch, dass ein Essen ohne Fleisch kein richtiges Essen ist. Dabei ist es nicht schwer, vegetarische Gerichte zuzubereiten, die mindestens genauso köstlich sind wie Fleischgerichte! Es gibt außerdem viele Gerichte, die eigentlich aus der Fleischküche stammen, aber durch die Verwendung von Sojaprodukten „vegetarisiert" wurden. Und wenn Sie einmal keine Zeit zum Kochen haben, finden Sie im Supermarkt vegetarische Fertiggerichte.

Im Folgenden haben wir einfache Tipps zusammengestellt, die Ihnen dabei helfen, Schritt für Schritt Ihren Fleischkonsum zu reduzieren.

- Essen Sie alternativ Käse anstelle von Wurst, um die Purinbelastung möglichst gering zu halten. Wenn Sie mittags Fleisch gegessen haben, sollten Sie abends Ihr Brot besser mit Käse belegen oder vegetarische Aufstriche wählen.
- Bitten Sie Ihren Metzger, Wurst und Fleisch besonders dünn aufzuschneiden. Bei Gulasch oder Geschnetzeltem können Sie durch die reichliche Verwendung von Gemüse und sehr fein geschnittenem Fleisch, Fisch oder Geflügel leckere Variationen ohne zu viel Harnsäure zaubern.
- Eine purinfreie Alternative zu Wurst sind mit Kräutern bestreute Brote, Mixed Pickels, Gewürzgurken, Dillgurken, Maiskolben, eingelegte Paprikaschoten oder Peperoni, Cornichons

oder italienische Antipasti. Probieren Sie auch Gemüse- oder Kräuterfrischkäse. Gemüse und Kräuter enthalten viele Vitamine, Mineralien, Ballaststoffe und sekundäre Pflanzeninhaltsstoffe, die sogar Krebs vorbeugen können. Wenn Sie schlank sind, können Sie Buttervariationen mit Kräutern, Knoblauch oder Tomatenmark als Wurstersatz auf getoastetes Vollkornbrot streichen.

- Verwenden Sie rein vegetarische Gemüsebrühe anstelle von Fleischbrühe. Im Gegensatz zu Fleischbrühe, Fleischextrakt, Brüh- oder Bouillonwürfel enthält Gemüsebrühe fast keine Purine.
- Die Grillzeit ist für Gichtkranke gefährlich, denn Fleischgenuss und Alkoholkonsum treffen aufeinander. Olivenöl, Kräuter, Knoblauch und Gewürze, mariniertes Gemüse, panierte Fetawürfel und Folienkartoffeln sind leckere Alternativen zu Fleisch und Würstchen. Sie ersparen Ihnen einen schmerzhaften Gichtanfall nach der Grillparty.
- Probieren Sie den Hackbraten einmal anders. Verwenden Sie statt reichlich Gehacktem mehr fein geraffeltes Gemüse (z. B. Karotten), Getreidekörner, Reis, Getreideflocken und Magerquark zum Binden. Pro Portion rechnen Sie 80 bis 100 g Gehacktes und 100 g weitere Zutaten. Etwas geriebener Parmesan, Senf, Knoblauch oder Tomatenmark geben Aroma.
- Das optimale Frühstück für Gichtkranke ist ein Brötchen mit Quark und Marmelade oder ein mit wenig Butter bestrichenes Brot mit Honig oder Zuckerrübensirup. Ein mit Ei belegtes Brot ist eine purinarme Alternative zur Wurstsemmel und schmeckt noch pikanter mit scharfem Senf. Wenn Ihr Cholesterinspiegel im Normalbereich liegt, können Sie jeden zweiten Tag ein bis zwei Eier anstelle von Wurst genießen.

!

Rein vegetarische Brühe enthält fast keine Purine.

Leckere vegetarische Rezepte

In diesem Kapitel stellen wir Ihnen besonders schmackhafte vegetarische Rezepte vor. Einige ermöglichen es Ihnen, fleischhaltige Klassiker in einer fleischlosen Variante zu genießen. Sie werden sehen: Vegetarische Fleischalternativen sind weder fade noch ein „billiger Fleischersatz"!

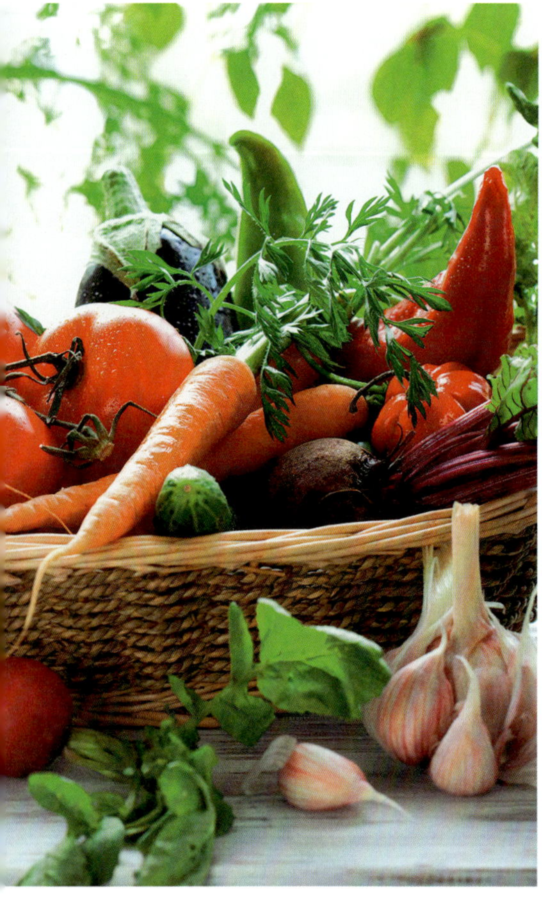

Gemüse-Quark-Frikadellen

Zubereitungszeit: 30 Minuten

Pro Portion etwa: 40 mg Harnsäure, 235 kcal, 982 kJ, 17 g Eiweiß, 9 g Fett, 18 g Kohlenhydrate, 4 g Ballaststoffe, 132 mg Cholesterin

Zutaten für 2 Portionen

160 g Magerquark
4 EL Semmelbrösel
1 Zwiebel
1 Knoblauchzehe
2 Möhren
80 g Zucchini
½ TL Butter
Salz
Pfeffer aus der Mühle
frischer Dill
1 Ei
1 TL Rapsöl

Zubereitung

1. Den Quark mit den Semmelbröseln verrühren und quellen lassen. In der Zwischenzeit die Zwiebel und die Knoblauchzehe abziehen und in feine Würfel schneiden.

2. Die Möhren schälen, Zucchini waschen, putzen und beides grob raspeln. Die Butter in einer Pfanne erhitzen, die Zwiebelwürfel mit dem Knoblauch sowie die Möhren- und Zucchiniraspeln darin andünsten und abkühlen lassen.

3. Anschließend zu der Quarkmischung geben und mit Salz, Pfeffer und fein geschnittenem Dill würzen. Das Ei verquirlen und unter die Masse heben.

4. Acht kleine Frikadellen formen und in einer beschichteten Pfanne mit wenig Rapsöl von beiden Seiten etwa 5 Minuten braten.

Auberginenschnitzel

Zubereitungszeit: 20 Minuten

Pro Portion etwa: 48 mg Harnsäure, 256 kcal, 1070 kJ, 10 g Eiweiß, 10 g Fett, 20 g Kohlenhydrate, 3 g Ballaststoffe, 210 mg Cholesterin

Zutaten für 2 Personen

1 große Aubergine
1 TL Zitronensaft
Salz
Pfeffer aus der Mühle
1 Thymianzweig (Blättchen abgezupft)
1 Ei
4 EL Milch
60 g Semmelbrösel
1 EL Rapsöl

Zubereitung

1. Die Aubergine waschen, der Länge nach in etwa 1 Zentimeter dicke Scheiben schneiden, mit dem Zitronensaft beträufeln und mit Salz, Pfeffer und Thymian würzen.
2. Das Ei mit der Milch in einem tiefen Teller mit der Gabel verquirlen. Die Semmelbrösel auf einen zweiten Teller geben. Auberginenscheiben erst in dem verquirlten Ei und anschließend von beiden Seiten in den Semmelbröseln wenden.
3. Öl in einer Pfanne erhitzen und die panierten Auberginenscheiben bei mittlerer Temperatur von beiden Seiten goldbraun braten. Dazu passen Kräuterquark und Kartoffeln.

Gemüsespaghetti

Zubereitungszeit: 20 Minuten

Pro Portion etwa: 105 mg Harnsäure, 404 kcal, 1689 kJ, 14 g Eiweiß, 4 g Fett, 72 g Kohlenhydrate, 7 g Ballaststoffe, 46 mg Cholesterin

Zutaten für 2 Personen

180 g Spaghetti
Salz, Pfeffer aus der Mühle
2 Zucchini
2 Möhren
¼ l Gemüsebrühe
1 kleines Bund gemischte Kräuter
½ TL Butter
1 Prise Muskat

Zubereitung

1. Die Spaghetti nach Packungsanleitung in Salzwasser bissfest garen. Zucchini putzen, waschen und trocken tupfen. Die Möhren waschen, schälen. Mit einer Gemüse-Spaghetti-Maschine zu feinen Streifen verarbeiten. Alternativ beides erst längs in dünne Scheiben, dann in dünne Streifen schneiden.
2. Die Gemüsebrühe aufkochen und das Gemüse darin einige Minuten blanchieren. Kräuter waschen, trocken schütteln und fein hacken.
3. Die Butter in einer Pfanne schmelzen, Gemüsestreifen und die gegarten Spaghetti dazugeben und vermischen. Mit Salz, Pfeffer und einer Prise Muskat würzen. Die gehackten Kräuter darüber streuen und anrichten.

Kartoffel-Gemüse-Pfanne

Zubereitungszeit: 20 Minuten

Pro Portion etwa: 79 mg Harnsäure, 409 kcal, 1710 kJ, 19 g Eiweiß, 17 g Fett, 37 g Kohlenhydrate, 9 g Ballaststoffe, 43 mg Cholesterin

Zutaten für 2 Personen

300 g Kartoffeln
Salz
gemahlene Muskatnuss
weißer Pfeffer
¼ l Gemüsebrühe
1 Möhre
1 kleine Zucchini
½ TL Olivenöl
200 g Sauerkraut
80 g geriebener Emmentaler, 45 % Fett
2 Frühlingszwiebeln
1 EL Kaffeesahne, 10 % Fett
½ TL Butter
1 EL Schnittlauchröllchen

Zubereitung

1. Die Kartoffeln mit der Schale in Salzwasser kochen, pellen und in Scheiben schneiden. Mit Salz, Muskat und weißem Pfeffer bestreuen; mit der Hälfte der Gemüsebrühe begießen und warm stellen.

2. Die Möhre schälen und in dünne Streifen schneiden. Zucchini waschen und in Scheiben schneiden. Olivenöl in einer Pfanne erhitzen, Sauerkraut auflockern und darin mit der restlichen Brühe andünsten. Die Möhren, Zucchini und Kartoffelscheiben dazugeben und mit der Hälfte des geriebenen Käses vermischen.

3. Die Frühlingszwiebeln putzen, in Scheiben schneiden und mit Kaffeesahne, etwas Salz und weißem Pfeffer verrühren.

4. Die Sauerkrautmasse in eine gefettete Auflaufform geben und die Frühlingszwiebelmasse darauf geben. Mit dem restlichen Käse bestreuen und im vorgeheizten Backofen bei 200 °C etwa 25 bis 30 Minuten backen. Vor dem Servieren mit Schnittlauchröllchen bestreuen.

Tomaten-Fenchel-Gratin

Zubereitungszeit: 20 Minuten

Pro Portion etwa: 45 mg Harnsäure, 280 kcal, 1170 kJ, 18 g Eiweiß, 16 g Fett, 12 g Kohlenhydrate, 9 g Ballaststoffe, 52 mg Cholesterin

Zutaten für 2 Personen

2 Fenchelknollen
2 Tomaten
1 TL Butter
1 TL Zitronensaft
½ l Gemüsebrühe
Pfeffer aus der Mühle
1 Prise Muskat
80 g geriebener Emmentaler, 45 % Fett

Zubereitung

1. Von den Fenchelknollen die Stiele und den Strunk entfernen. Das feine Fenchelgrün abzupfen und beiseite legen. Den Fenchel in etwa Zentimeter breite Streifen schneiden, waschen und in einem Sieb abtropfen lassen.

2. Tomaten kurz brühen, enthäuten, vierteln, die Kerne entfernen und das Fruchtfleisch in feine Würfel schneiden. Den Backofen auf 220 °C vorheizen.

3. Eine Auflaufform mit der Hälfte der Butter einfetten. Die restliche Butter in einem Topf erhitzen und die Fenchelstreifen etwa 5 Minuten darin dünsten.

4. Den Fenchel mit dem Zitronensaft und der Gemüsebrühe begießen und 10 bis 15 Minuten köcheln lassen. Aus der Brühe nehmen, in die gefettete Auflaufform geben und die Tomaten darüber verteilen.
5. Mit Pfeffer und Muskat würzen. Den geriebenen Emmentaler darüber streuen und auf der mittleren Schiene des Backofens etwa 15 Minuten überbacken.
6. Inzwischen das Fenchelgrün waschen, trocken schütteln, fein hacken und vor dem Servieren auf den Auflauf streuen.

Gebratene Zucchini mit Nudeln

Zubereitungszeit: 25 Minuten

Pro Portion etwa: 123 mg Harnsäure, 397 kcal, 1660 kJ, 14 g Eiweiß, 4 g Fett, 70 g Kohlenhydrate, 6 g Ballaststoffe, 41 mg Cholesterin

Zutaten für 2 Personen

180 g Spiralnudeln
Salz
2 Zucchini
100 g Erbsenschoten (Kaiserschoten)
1 kleine Zwiebel
1 TL Rapsöl
Pfeffer aus der Mühle
gemahlene Muskatnuss

Zubereitung

1. Die Spiralnudeln in reichlich Salzwasser nach Packungsanleitung bissfest garen. In ein Sieb abschütten und dann im Topf warm halten.
2. Inzwischen die Zucchini putzen, waschen und in dünne Scheiben schneiden oder hobeln. Die Erbsenschoten putzen, waschen und in dünne Streifen schneiden. Die Zwiebel abziehen und in feine Würfel schneiden.
3. Das Rapsöl in einem großen Topf erwärmen und die Zwiebelwürfel darin glasig dünsten. Die Zucchinischeiben und die Erbsenschoten dazugeben und alles unter Rühren etwa 5 Minuten anbraten.
4. Die Nudeln zum Gemüse geben, rasch erhitzen und mit Salz, Pfeffer und Muskat würzig abschmecken.

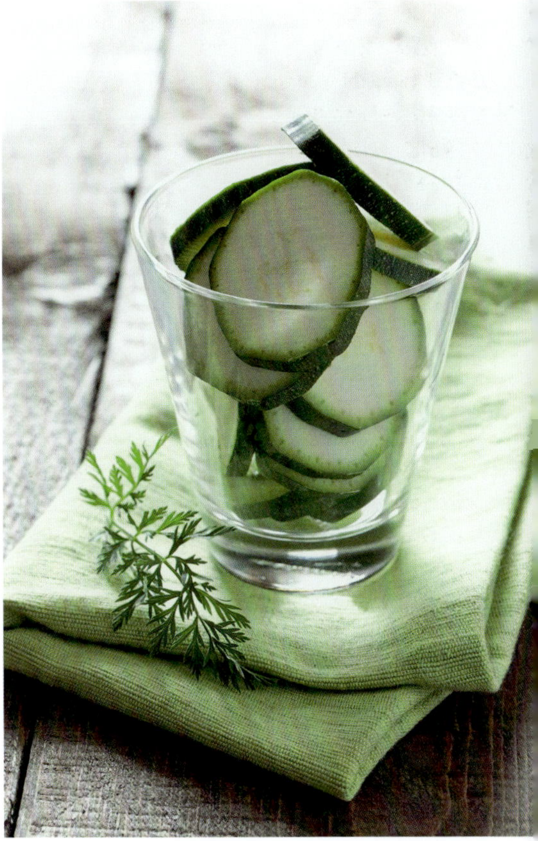

Bandnudeln in würziger Dillsauce

Zubereitungszeit: 25 Minuten

Pro Portion etwa: 83 mg Harnsäure, 370 kcal, 1547 kJ, 11 g Eiweiß, 4 g Fett, 68 g Kohlenhydrate, 3 g Ballaststoffe, 49 mg Cholesterin

Zutaten für 2 Personen

1 Frühlingszwiebel
1 TL Olivenöl
Saft und Schale 1 Bio-Limette
einige Korianderkörner
2 Pimentkörner
1 Messespitze gemahlener Safran
1 TL Mehl
2 EL Kaffeesahne, 10 % Fett
Salz
180 g schmale Bandnudeln
Pfeffer aus der Mühle
1 Bund Dill

Zubereitung

1. Die Frühlingszwiebel putzen, waschen, in feine Ringe schneiden und in einer beschichteten Pfanne mit Olivenöl andünsten. Die Limette waschen, trocken tupfen und die Schale abreiben. Koriander und Piment zerstoßen, mit dem Safran und der Limettenschale zu den Zwiebeln geben, das Mehl unterrühren.

2. Kaffeesahne unterrühren und 5 Minuten bei schwacher Hitze köcheln lassen. Die Bandnudeln nach Packungsanleitung in Salzwasser bissfest garen. Inzwischen die Limette auspressen. Die Sauce mit Limettensaft, Salz und Pfeffer abschmecken.

3. Dill waschen, trocken schütteln, fein hacken und unter die Sauce rühren. Die Bandnudeln abgießen, abtropfen lassen und mit der Sauce vermischen. Das Ganze mit Salz und Pfeffer pikant abschmecken und sofort servieren.

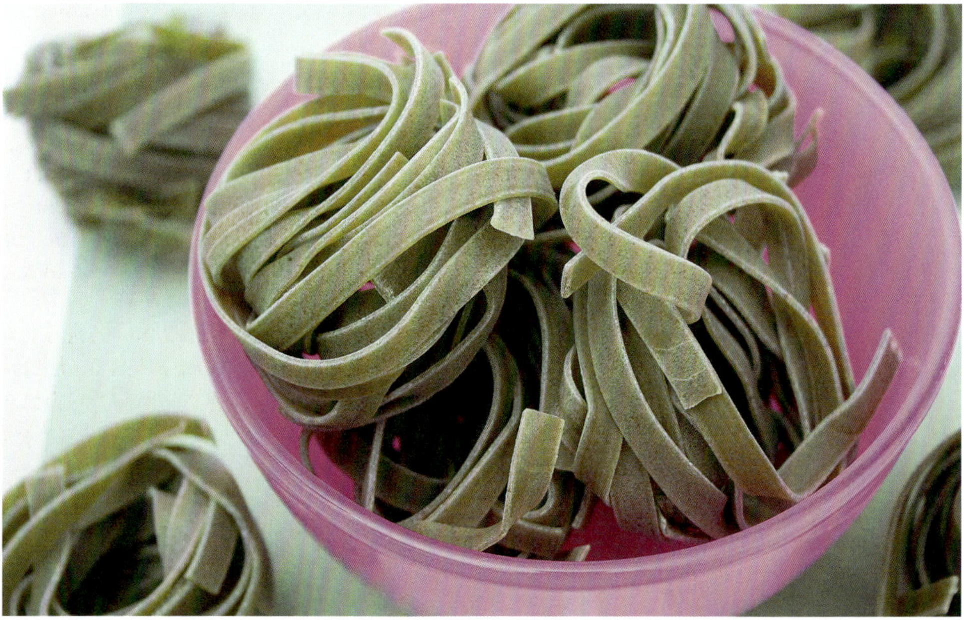

Chinakohl-Lasagne mit Mozzarella

Zubereitungszeit: 25 Minuten

Pro Portion etwa: 104 mg Harnsäure, 458 kcal, 1915 kJ, 19 g Eiweiß, 25 g Fett, 33 g Kohlenhydrate, 7 g Ballaststoffe, 104 mg Cholesterin

Zutaten für 2 Personen

500 g Chinakohl
2 Fleischtomaten
300 g Sauerrahm, 10 % Fett
1 TL Meerrettich (Glas)
1 EL Schnittlauchröllchen
Salz
Pfeffer aus der Mühle
½ TL Butter
3 Nudelteigplatten (ohne Vorkochen zu verwenden)
50 g geriebener Mozzarella

Zubereitung

1. Chinakohl putzen, waschen und in große Stücke zupfen. Die Tomaten kurz brühen, enthäuten, vierteln, die Kerne entfernen und das Fruchtfleisch in feine Würfel schneiden.

2. Sauerrahm verrühren, Meerrettich, Schnittlauchröllchen und die Tomatenwürfel dazugeben und mit Pfeffer und Salz würzen.

3. Eine Auflaufform ausbuttern und mit Chinakohlblättern auslegen.

4. Einen Teil der Sauerrahmmasse und eine Teigplatte darauf geben. Abwechselnd Chinakohlblätter, Sauerrahmmasse und Teigplatten einschichten bis alles aufgebraucht ist.

5. Auf die letzte Teigplatte den geriebenen Mozzarella streuen und im vorgeheizten Backofen bei 180 °C 25 bis 30 Minuten backen.

Nudelnester mit Gemüse und Käse

Zubereitungszeit: 35 Minuten

Pro Portion etwa: 163 mg Harnsäure, 546 kcal, 2282 kJ, 24 g Eiweiß, 9 g Fett, 14 g Kohlenhydrate, 4 g Ballaststoffe, 63 mg Cholesterin

Zutaten für 2 Personen

90 g Bandnudeln
90 g Spinatbandnudeln
Salz, Pfeffer aus der Mühle
2 Tomaten
1 Zucchini
4 Champions
1 kleine Zwiebel
1 gelbe Paprikaschote
½ TL Butter
50 g geriebener Hartkäse, 45 % Fett

Zubereitung

1. Die Nudeln (Bandnudeln und Spinatbandnudeln getrennt) nach Packungsanleitung in Salzwasser bissfest garen, in ein Sieb abschütten und mit kaltem Wasser abschrecken.

2. Tomaten kurz brühen, enthäuten, vierteln, die Kerne entfernen und das Fruchtfleisch in feine Würfel schneiden. Zucchini in feine Scheiben schneiden oder hobeln. Champignons putzen, in Scheiben schneiden, Zwiebeln abziehen und in feine Streifen schneiden. Paprikaschoten putzen und in feine Würfel schneiden.

3. Die gekochten Bandnudeln zu Nestern formen und in eine gebutterte Auflaufform setzen. Mit dem vorbereiteten Gemüse dekorativ belegen, pfeffern und mit geriebenem Käse bestreuen.

4. Im vorgeheizten Backofen bei 180 °C etwa 10 bis 15 Minuten überbacken.

Kartoffel-Blumenkohl-Auflauf

Zubereitungszeit: 25 Minuten
Backzeit: 40 Minuten
Pro Portion etwa: 91 mg Harnsäure, 448 kcal, 1873 kJ, 29 g Eiweiß, 16 g Fett, 40 g Kohlenhydrate, 10 g Ballaststoffe, 261 mg Cholesterin

Zutaten für 2 Personen

300 g Blumenkohl
100 g Möhren
Salz
Pfeffer aus der Mühle
300 g Kartoffeln
½ TL Butter
2 Eier
¼ l Milch, 1,5 % Fett
Currypulver
gemahlene Muskatnuss
Schnittlauch
Petersilie
80 g geriebener Edamer, 30 % Fett

Zubereitung

1. Blumenkohl putzen und in Röschen teilen. Möhren schälen und in Scheiben schneiden. Beides in Salzwasser auf den Biss garen. In ein Sieb abschütten und beiseite stellen.

2. Die Kartoffeln gründlich waschen und mit der Schale in Salzwasser bissfest garen, abschütten, etwas auskühlen lassen, pellen und in Stücke schneiden. Das vorbereitete Gemüse mit den Kartoffelstücken mischen. Eine Auflaufform mit Butter ausfetten und die Hälfte der Mischung einfüllen.

4. Zum Schluss die restliche Gemüse-Kartoffelmischung einfüllen. Eier mit der Milch verquirlen und mit Curry, Muskat, Salz und Pfeffer würzen.

5. Schnittlauch und Petersilie waschen, trocken schütteln, klein schneiden und unter die Eiermasse geben. Den Auflauf damit übergießen, mit geriebenem Käse bestreuen und im vorgeheizten Backofen bei 180 °C etwa 35 bis 40 Minuten backen.

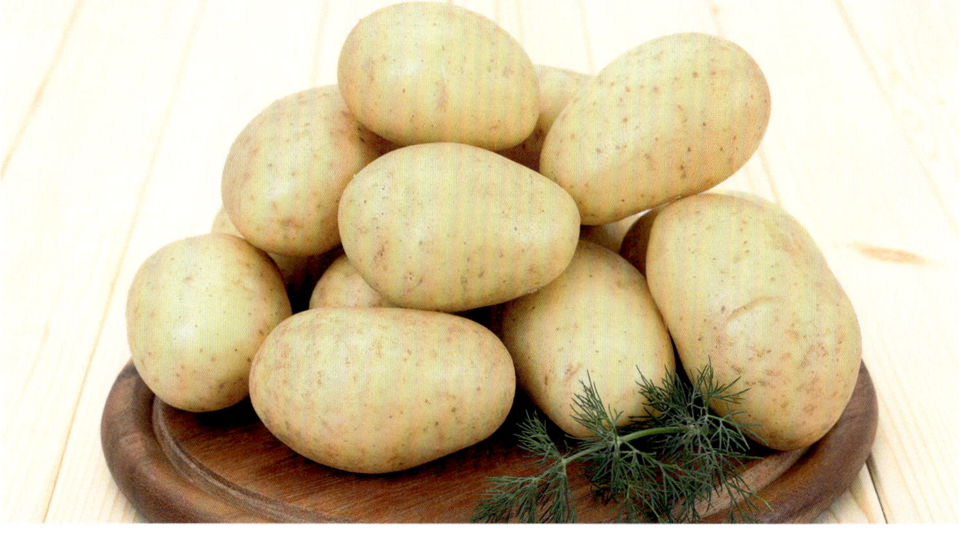

Milchreisauflauf mit Aprikosen

Zubereitungszeit: 60 Minuten

Pro Portion etwa: 82 mg Harnsäure, 459 kcal, 1979 kJ, 13 g Eiweiß, 14 g Fett, 64 g Kohlenhydrate, 4 g Ballaststoffe, 150 mg Cholesterin

Zutaten für 2 Personen

80 g Milchreis
1 Prise Salz
300 ml Milch, 1,5 % Fett
1 Ei
2 EL Zucker
Schale ½ Bio-Zitrone
300 g eingelegte Aprikosen (Glas)
½ TL Butter

Zubereitung

1. Den Milchreis mit kaltem Wasser waschen, zusammen mit dem Salz in die kochende Milch geben, aufkochen und bei geringer Hitze 20 Minuten ausquellen lassen. Vom Herd nehmen, in eine Schüssel füllen und etwas auskühlen lassen.

2. Inzwischen das Ei mit dem Zucker und der abgeriebenen Zitronenschale schaumig rühren und unter den Reis mischen. Die Hälfte der Reismasse in eine ausgebutterte Auflaufform füllen.

3. Die Aprikosen in ein Sieb schütten und abtropfen lassen. Über den Reis verteilen und die restliche Reismasse darüber geben. Den Auflauf bei 180 bis 200 °C etwa 30 bis 35 Minuten backen.

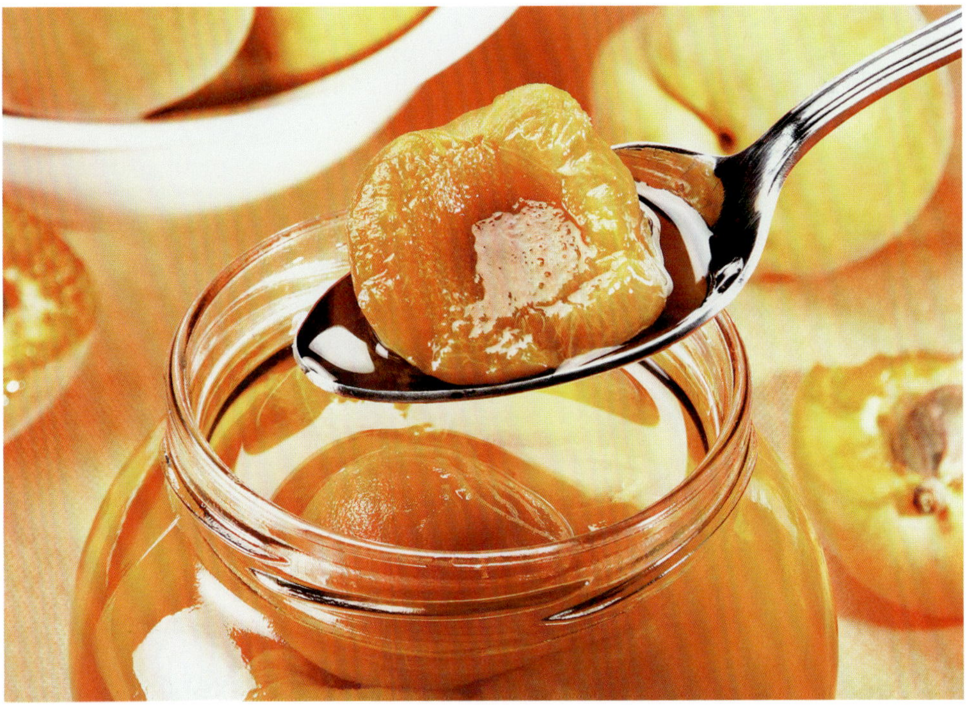

10. WOCHE

Das Kochstudio, Teil 2: Harnsäurewerte im Griff – Leckere Rezepte für jeden Tag

In diesem Kapitel finden Sie viele leckere purin- bzw. harnsäurearme Gerichte, mit denen sich leckere Tagespläne zusammenstellen lassen und die der ganzen Familie schmecken. Für jede Speise werden die Harnsäurewerte angegeben, immer bezogen auf eine Portion. Achten Sie darauf, dass Sie pro Tag möglichst nicht mehr als 500 mg bzw. pro Woche maximal 3000 mg Harnsäure über die Nahrung zuführen.

Wichtiger Hinweis

Wenn Sie gerade an einem akuten Gichtanfall leiden, sollten Sie auf Gerichte mit Pilzen, Erbsen oder Fleisch verzichten und auf Alternativen ausweichen. Sobald der Anfall vorüber ist, dürfen Sie diese Gerichte natürlich wieder essen.

Frühstücke

Brötchen mit Erdbeerkonfitüre

Zubereitungszeit: 8 Minuten
Pro Portion etwa: 21 mg Harnsäure, 209 kcal, 874 kJ, 4 g Eiweiß, 3 g Fett, 38 g Kohlenhydrate, 2 g Ballaststoffe, 8 mg Cholesterin

Zutaten für 2 Personen

2 Brötchen
1 TL Butter
40 g Erdbeerkonfitüre

Zubereitung

1. Die Brötchen halbieren, jede Hälfte mit weicher Butter bestreichen.
2. Zum Schluss mit der Erdbeerkonfitüre bestreichen und anrichten.

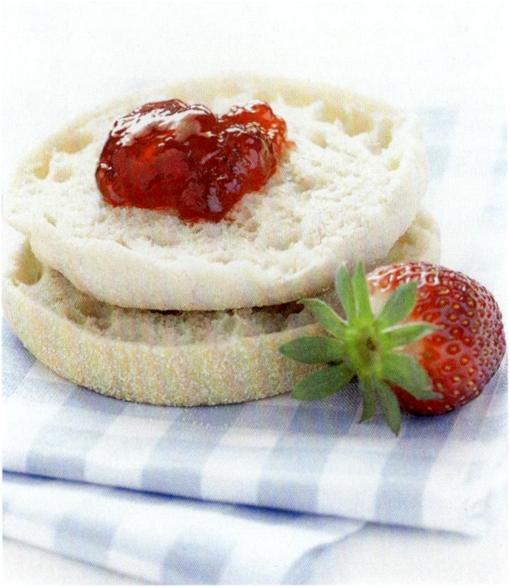

Aprikosen-Kirsch-Müsli

Zubereitungszeit: 20 Minuten
Pro Portion etwa: 37 mg Harnsäure, 198 kcal, 828 kJ, 9 g Eiweiß, 2 g Fett, 31 g Kohlenhydrate, 3 g Ballaststoffe, 0 mg Cholesterin

Zutaten für 2 Personen

2 EL Amaranth (Getreide aus dem Naturkostladen)
Rapsöl zum Ausreiben der Pfanne
2 TL Honig
2 Aprikosen
100 g Kirschen
300 g Naturjoghurt, 0,3 % Fett (2 Becher)
1 TL kernige Haferflocken

Zubereitung

1. Eine beschichtete Pfanne mit Rapsöl ausreiben, erhitzen und den Amaranth zugeben. Mit einem Deckel verschließen und langsam weiter erhitzen.
2. Wenn der Amaranth zu springen beginnt, 1 Teelöffel Honig zufügen und etwa 3 Minuten unter Rühren zusammen erhitzen. Auf einem Teller abkühlen lassen.
3. Das Obst waschen und gut abtropfen lassen. Aprikosen in dünne Spalten schneiden. Kirschen halbieren und entkernen.
4. Joghurt mit dem restlichen Honig und den Haferflocken vermischen.
5. In Schälchen füllen, die Früchte darüber verteilen und den Amaranth darüber streuen.

Buttermilchmüsli

Zubereitungszeit: 20 Minuten

Pro Portion etwa: 87 mg Harnsäure, 216 kcal, 903 kJ, 8 g Eiweiß, 3 g Fett, 36 g Kohlenhydrate, 5 g Ballaststoffe, 3 mg Cholesterin

Zutaten für 2 Personen

2 Äpfel
60 g kernige Haferflocken
1 EL Honig
1 TL Zitronensaft
200 ml Buttermilch

Zubereitung

1. Die Äpfel waschen und grob raspeln. Mit den Haferflocken, dem Honig und dem Zitronensaft vermengen und einige Zeit ziehen lassen.

2. Zum Schluss die Buttermilch dazu gießen, umrühren, evtl. nachsüßen und anrichten.

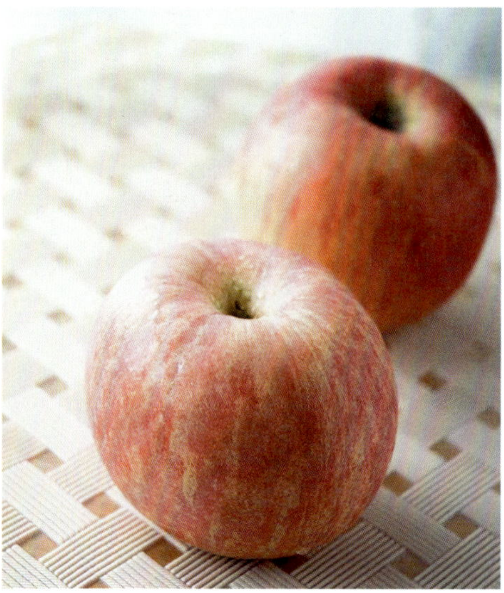

Radieschen-Baguette

Zubereitungszeit: 20 Minuten

Pro Portion etwa: 27 mg Harnsäure, 288 kcal, 1204 kJ, 10 g Eiweiß, 4 g Fett, 34 g Kohlenhydrate, 2 g Ballaststoffe, 11 mg Cholesterin

Zutaten für 2 Personen

60 g körniger Frischkäse
2 EL Magerquark
1 EL gehackte Kräuter (Schnittlauch, Petersilie, Basilikum)
Salz
Pfeffer aus der Mühle
2 Minibaguettes
1 Bund Radieschen
frische Kresse

Zubereitung

1. Frischkäse mit dem Quark und den Kräutern verrühren. Mit Salz und Pfeffer abschmecken. Baguettes in der Mitte längs halbieren und alle 4 Hälften mit der Frischkäsemasse bestreichen.

2. Radieschen putzen, waschen, trocken tupfen und in Scheiben schneiden. Die Brote mit den Radieschenscheiben belegen. Kresse mit der Schere abschneiden, waschen, trockenschleudern und die Brote damit garnieren.

Fruchtsalat mit Vanillejoghurt

Zubereitungszeit: 15 Minuten

Pro Portion etwa: 51 mg Harnsäure, 190 kcal, 794 kJ, 4 g Eiweiß, 2 g Fett, 36 g Kohlenhydrate, 5 g Ballaststoffe, 4 mg Cholesterin

Zutaten für 2 Personen

1 Banane
1 kleiner Apfel
100 g blaue Weintrauben
1 reifer Pfirsiche
150 g Naturjoghurt, 1,5 % Fett (1 Becher)
1 TL Vanillezucker

Zubereitung

1. Die Banane schälen und in Scheiben schneiden. Den Apfel schälen, entkernen, in Würfel schneiden und mit der Banane in eine Schüssel geben.

2. Trauben und den Pfirsich waschen, trocken tupfen, halbieren und entkernen.

3. Pfirsich in dünne Scheiben schneiden und beides in die Schüssel geben.

4. Den Joghurt mit Vanillezucker verrühren und vorsichtig mit dem Obst vermischen. Anrichten und sofort servieren.

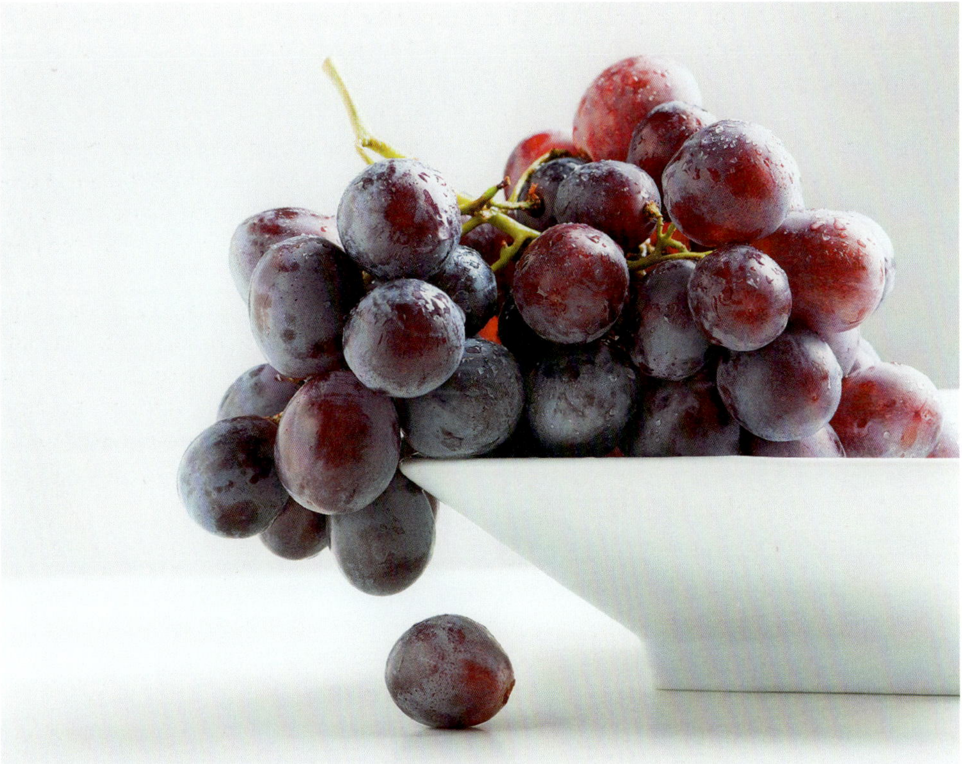

Kleine Gerichte und Salate

Mozzarella-Sandwich

Zubereitungszeit: 15 Minuten

Pro Portion etwa: 51 mg Harnsäure, 394 kcal, 1647 kJ, 20 g Eiweiß, 15 g Fett, 39 g Kohlenhydrate, 5 g Ballaststoffe, 32 mg Cholesterin

Zutaten für 2 Personen

1 Kugel Mozzarella (125 g)
1 rote Zwiebel
2 Eiertomaten
4 Blätter Kopfsalat
frisches Basilikum
2 EL Quark
1 TL Mineralwasser
Salz
Pfeffer aus der Mühle
2 Minibaguettes

Zubereitung

1. Den Mozzarella abtropfen lassen. Zwiebel abziehen und in feine Ringe schneiden, Tomaten gründlich waschen, Stielansatz entfernen, Mozzarella und Tomaten in Scheiben schneiden.

2. Kopfsalatblätter und Basilikum waschen und trockenschleudern. Basilikum abzupfen, einige Blätter zum Garnieren beiseitelegen, die restlichen grob hacken.

3. Quark, Mineralwasser, Salz und Pfeffer glattrühren. Basilikum unterrühren und pikant mit Salz und Pfeffer abschmecken.

4. Die Minibaguettes der Länge nach halbieren und mit der Quarkmasse bestreichen. Die Salatblätter darauf verteilen und abwechselnd mit den Tomaten und den Mozzarellascheiben belegen. Mit den Zwiebelringen und einigen Basilikumblättchen garnieren.

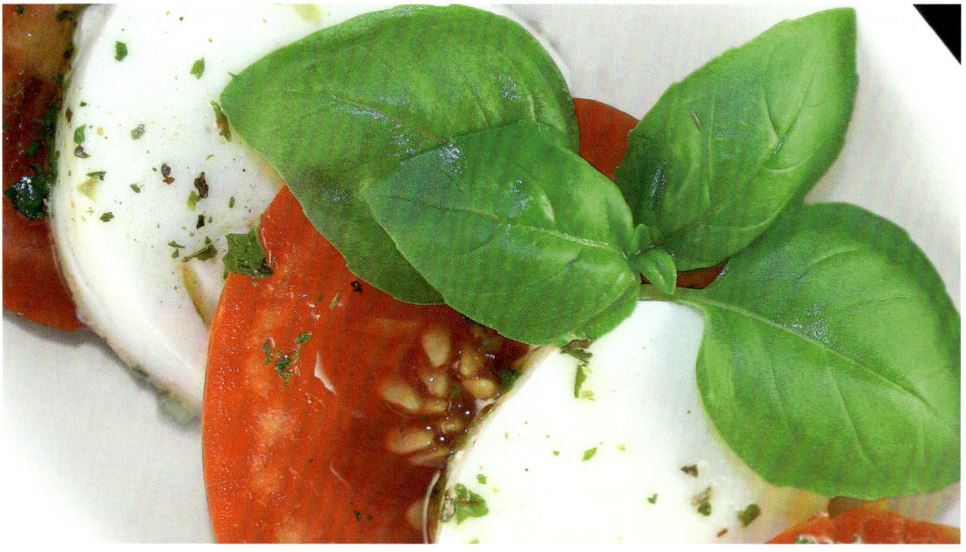

Gratinierte Champignons

Zubereitungszeit: 30 Minuten

Pro Portion etwa: 63 mg Harnsäure, 95 kcal, 397 kJ, 9 g Eiweiß, 5 g Fett, 3 g Kohlenhydrate, 2 g Ballaststoffe, 15 mg Cholesterin

Zutaten für 2 Personen

8 große Champignons
Salz
120 g Kräuterfrischkäse, 40 % Fett
1 TL Schnittlauchröllchen
½ TL grüne Pfefferkörner
frischer Dill zum Garnieren

Zubereitung

1. Champignons putzen, den Stiel herausschneiden, Salzwasser zum kochen bringen und die Champignonhüte darin etwa 4 Minuten blanchieren, herausnehmen und in einem Sieb abtropfen lassen.
2. Kräuterfrischkäse mit den Schnittlauchröllchen in eine kleine Schüssel geben und mit grünen Pfefferkörnern vermischen. Diese Masse in die vorbereiteten Champignonhüte füllen.
3. Die Champignons auf ein mit Backtrennpapier belegtes Backblech legen und im vorgeheizten Backofen bei 200 °C etwa 5 Minuten überbacken. Herausnehmen und mit kleinen Dillzweigen garnieren.

Pikante Tomaten

Zubereitungszeit: 20 Minuten

Pro Portion etwa: 47 mg Harnsäure, 164 kcal, 686 kJ, 14 g Eiweiß, 7 g Fett, 8 g Kohlenhydrate, 5 g Ballaststoffe, 15 mg Cholesterin

Zutaten für 2 Personen

4 kleine Tomaten
80 g Schnittkäse (z. B. Edamer oder Gouda), 30 % Fett
1 Gewürzgurke
8 Champignons
4 EL Naturjoghurt, 1,5 % Fett
einen Schuss Apfelessig
Salz
Pfeffer aus der Mühle
gehackte Petersilie

Zubereitung

1. Tomaten waschen, oben einen Deckel abschneiden, den unteren Teil mit einem Kaffeelöffel aushöhlen. Schnittkäse in feine Streifen schneiden, Gewürzgurken in kleine Würfel und die Champignons blättrig schneiden.
2. Alle Zutaten vermengen und mit Joghurt, Apfelessig, Salz, Pfeffer und fein gehackter Petersilie marinieren. Den Salat in die Tomaten füllen, Deckel obenauf setzen und auf Salatblättern anrichten.

Bunte Blattsalate mit Austernpilzen

Zubereitungszeit: 25 Minuten

Pro Portion etwa: 48 mg Harnsäure, 62 kcal, 259 kJ, 2 g Eiweiß, 4 g Fett, 3 g Kohlenhydrate, 3 g Ballaststoffe, 0 mg Cholesterin

Zutaten für 2 Personen

1 Knoblauchzehe
½ Zwiebel
½ TL Olivenöl
100 g Austernpilze
100 g gemischte Blattsalate (Romanasalat, Friséesalat, Feldsalat)
1 EL Rotweinessig
1 TL Rapsöl
Salz
Pfeffer aus der Mühle
frisch geriebene Muskatnuss
1 TL Schnittlauchröllchen
1 TL Petersilie

Zubereitung

1. Die Knoblauchzehe und die Zwiebel abziehen, fein hacken und in Olivenöl andünsten. Die Austernpilze verlesen, waschen, eventuell klein schneiden, zu den Zwiebeln geben und kurz mit schwitzen.

2. Das Ganze mit 1 Esslöffel Wasser ablöschen und bei mäßiger Hitze 5 bis 10 Minuten dünsten.

3. In der Zwischenzeit die Blattsalate putzen, waschen, trockenschleudern, in mundgerechte Stücke zerpflücken und auf Tellern anrichten.

4. Aus Rotweinessig, Rapsöl, Salz und Pfeffer eine Marinade herstellen und über den Salat geben.

5. Fein gehackte Kräuter unter die Pilze ziehen, mit Salz kräftig würzen und leicht abkühlen lassen. Die Austernpilze in die Mitte des Salates setzen und servieren.

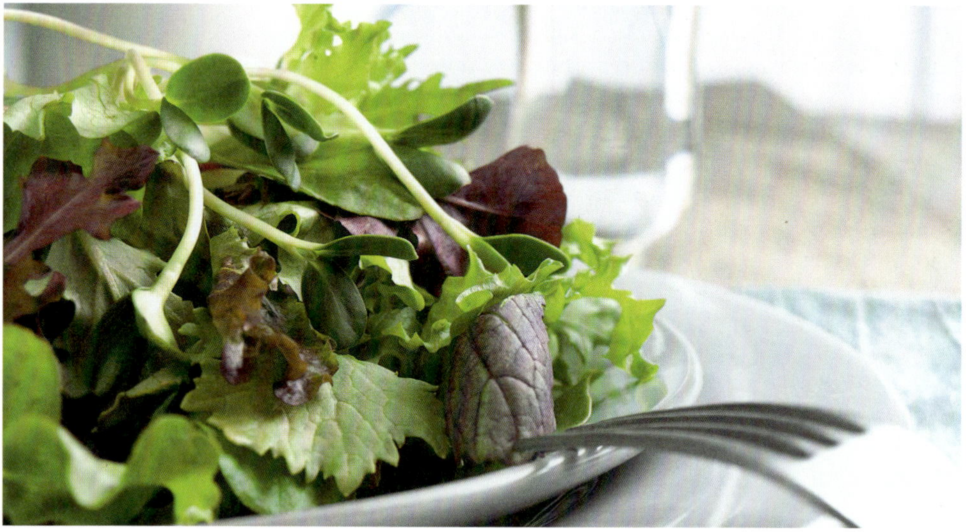

Rote-Bete-Salat

Zubereitungszeit: 15 Minuten
Pro Portion etwa: 32 mg Harnsäure, 106 kcal, 443 kJ, 4 g Eiweiß, 5 g Fett, 11 g Kohlenhydrate, 5 g Ballaststoffe, 0 mg Cholesterin

Zutaten für 2 Personen

20 g Walnusskerne
1 kleiner Kopf Endiviensalat
1 Lauchzwiebel
200 g eingelegte Rote Bete
1 EL Essig
1 TL Walnussöl
2 EL Mineralwasser
Salz
Pfeffer aus der Mühle

Zubereitung

1. Die Walnusskerne in einer beschichteten Pfanne ohne Fettzugabe rösten. Herausnehmen, abkühlen lassen und grob hacken.
2. Den Endiviensalat zerteilen, waschen, trocken schütteln, einmal längs, dann quer in Streifen schneiden und in eine Schüssel geben.
3. Lauchzwiebeln putzen, waschen und in feine Ringe schneiden. Über den Salat streuen. Rote Bete würfeln und hinzufügen. Essig, Walnussöl und Mineralwasser zu einer Salatsauce verrühren.
4. Mit Salz und Pfeffer abschmecken. Über den Salat träufeln und vorsichtig durchmischen. Mit den gehackten Walnüssen bestreuen.

Pikante Käseschnittchen

Zubereitungszeit: 25 Minuten
Pro Portion etwa: 31 mg Harnsäure, 305 kcal, 1275 kJ, 18 g Eiweiß, 12 g Fett, 25 g Kohlenhydrate, 1 g Ballaststoffe, 176 mg Cholesterin

Zutaten für 2 Personen

80 g geriebener Schnittkäse, 30 % Fett
10 g geriebener Parmesankäse, 35 % Fett
1 Eigelb
Pfeffer aus der Mühle
Salz
Paprikapulver
Currypulver
8 Scheiben Stangenweißbrot

Zubereitung

1. Den geriebenen Schnittkäse mit dem Parmesan, dem Eigelb, Pfeffer, Salz, Paprikapulver und Curry verrühren.
2. Die Weißbrotscheiben damit bestreichen, auf ein mit Backpapier belegtes Blech setzen, mit etwas Paprikapulver bestreuen und im vorgeheizten Backofen bei 200 °C etwa 8 Minuten goldgelb backen.

Schafskäsesalat mit Tomaten

Zubereitungszeit: 20 Minuten

Pro Portion etwa: 26 mg Harnsäure, 162 kcal, 677 kJ, 9 g Eiweiß, 11 g Fett, 5 g Kohlenhydrate, 2 g Ballaststoffe, 24 mg Cholesterin

Zutaten für 2 Personen

2 EL weißer Traubensaft
1 TL Senf
1 EL Essig
½ TL Honig
1 TL Rapsöl
Salz
Pfeffer aus der Mühle
100 g Rucolasalat
80 g Schafskäse
12 Cocktailtomaten

Zubereitung

1. Für das Dressing den Traubensaft mit Senf, Essig und Honig sorgfältig verrühren. Das Rapsöl dazugeben und das Ganze mit Salz und Pfeffer abschmecken.

2. Den Rucolasalat waschen, putzen und die größeren Stiele abschneiden. Den Schafskäse in Würfel schneiden. Die Tomaten waschen, vom Strunk befreien, halbieren und in Scheiben schneiden.

3. Rucolasalat, den Käse und die Tomatenscheiben auf Tellern anrichten und das Dressing kurz vor dem Servieren darüber verteilen.

Gurkensalat in Dilljoghurt

Zubereitungszeit: 15 Minuten

Pro Portion etwa: 20 mg Harnsäure, 67 kcal, 280 kJ, 3 g Eiweiß, 3 g Fett, 7 g Kohlenhydrate, 2 g Ballaststoffe, 17 mg Cholesterin

Zutaten für 2 Personen

1 Salatgurke
100 g Naturjoghurt, 0,3 % Fett
1 EL saure Sahne
1 kleine Zwiebel
frischer Dill
Salz
Pfeffer aus der Mühle

Zubereitung

1. Die Salatgurke waschen, schälen, längs durchschneiden und mit einem Kaffeelöffel die Kerne entfernen. Mit kaltem Wasser abbrausen und das Fruchtfleisch in etwa 5 mm dicke Scheiben schneiden.

2. Die Zwiebel abziehen und in feine Würfel schneiden. Dill kalt abbrausen, trocken schütteln und klein schneiden. Joghurt mit etwas saurer Sahne glattrühren, Zwiebelwürfel und Dill dazugeben, unterrühren und das Dressing mit Salz und Pfeffer kräftig abschmecken.

3. Die vorbereiteten Gurken damit anmachen, etwa 10 Minuten ziehen lassen und nochmals nachwürzen.

Suppen

Grundrezept für Gemüsebrühe

Vorbereitungszeit: 15 Minuten
Kochzeit: 1 Stunde
Pro Portion (¼ l) etwa: 72 mg Harnsäure, 99 kcal, 414 kJ, 5 g Eiweiß, 1 g Fett, 15 g Kohlenhydrate, 9 g Ballaststoffe, 0 mg Cholesterin

Zutaten für 1 Liter

½ TL Rapsöl
2 Zwiebeln
½ TL Salz
1½ l Wasser
300 g Suppengemüse (Möhren, Sellerie, Lauch, Petersilienwurzel/-stängel, Liebstöckel)
2 Lorbeerblätter
6 Wacholderbeeren
einige Pfefferkörner

Zubereitung

1. Rapsöl in einem Topf erhitzen. Die Zwiebeln putzen, halbieren und mit der Schnittseite nach unten im Rapsöl anrösten. Mit 1,5 l Wasser aufgießen und das Salz hinzufügen.
2. Inzwischen das Gemüse je nach Art putzen, waschen, schälen, kleinschneiden und in den Topf geben und langsam aufkochen lassen. Lorbeerblatt, Wacholderbeeren und Pfefferkörner dazugeben.
3. Die Gemüsebrühe etwa 30 Minuten offen kochen lassen. Dann die Hitze reduzieren und das Gemüse weitere 30 Minuten auskochen lassen. Zum Schluss langsam durch ein Stofftuch in eine Schüssel gießen und abkühlen lassen oder direkt weiterverarbeiten.

Möhrensuppe

Zubereitungszeit: 25 Minuten
Pro Portion etwa: 20 mg Harnsäure, 89 kcal, 373 kJ, 2 g Eiweiß, 6 g Fett, 7 g Kohlenhydrate, 3 g Ballaststoffe, 19 mg Cholesterin

Zutaten für 2 Personen

2 Möhren
1 TL Rapsöl
1 TL Mehl
½ l Gemüsebrühe (kalt)
1 EL Kaffeesahne, 10 % Fett
Salz
Pfeffer aus der Mühle

Zubereitung

1. Möhren waschen, schälen und raspeln. Rapsöl erhitzen, Mehl hinzufügen, anschwitzen und mit der kalten Gemüsebrühe aufgießen.
2. Möhren dazugeben und aufkochen lassen. Die Suppe mit dem Mixstab pürieren. Mit Kaffeesahne verfeinern und mit Salz und Pfeffer abschmecken.

Zucchini-Pfifferling-Suppe

Zubereitungszeit: 30 Minuten

Pro Portion etwa: 36 mg Harnsäure, 113 kcal, 472 kJ, 5 g Eiweiß, 6 g Fett, 10 g Kohlenhydrate, 3 g Ballaststoffe, 3 mg Cholesterin

Zutaten für 2 Personen

2 Zucchini
1 Schalotte
1 Knoblauchzehe
1 TL Rapsöl
½ l Gemüsebrühe
1 EL Kaffeesahne, 10 % Fett
Salz
Pfeffer aus der Mühle
40 g Pfifferlinge
1 Zweig Estragon

Zubereitung

1. Zucchini waschen und in Scheiben schneiden. Schalotten und Knoblauch abziehen und fein würfeln. Wenig Rapsöl erhitzen, Schalotten und den Knoblauch dazugeben und glasig dünsten. Zucchini und die Gemüsebrühe zufügen und etwa 10 Minuten weich dünsten.
2. Mit einem Mixstab pürieren, aufkochen lassen und mit Kaffeesahne verfeinern. Mit Salz und Pfeffer abschmecken und bei geringer Hitzezufuhr warm halten.
3. Inzwischen die Pfifferlinge verlesen, putzen und in wenig heißem Rapsöl von allen Seiten anrösten. Die Suppe in zwei Teller geben, Pilze darauf verteilen und mit gehacktem Estragon bestreut servieren.

Rote Zwiebelsuppe

Zubereitungszeit: 25 Minuten

Pro Portion etwa: 32 mg Harnsäure, 72 kcal, 301 kJ, 2 g Eiweiß, 3 g Fett, 8 g Kohlenhydrate, 4 g Ballaststoffe, 4 mg Cholesterin

Zutaten für 2 Personen

200 g rote Zwiebeln
1 Knoblauchzehe
½ TL Butter
1 Prise Zucker
½ TL Mehl
½ l Gemüsebrühe
1 Lorbeerblatt
4 Wacholderbeeren
Kümmel
Salz
Pfeffer aus der Mühle

Zubereitung

1. Die Zwiebeln abziehen und in feine Streifen schneiden. Den Knoblauch ebenfalls abziehen und in zerlassener Butter andünsten. Die Zwiebelstreifen dazugeben, den Zucker einrieseln lassen und unter ständigem Rühren leicht glasig dünsten.
2. Mit dem Mehl abstauben und mit der Gemüsebrühe aufgießen. Lorbeerblatt, Wacholderbeeren und Kümmel dazugeben und die Suppe bei mittlerer Hitze etwa 10 Minuten durch kochen lassen.
3. Das Lorbeerblatt und die Wacholderbeeren entfernen und die Suppe mit Salz und Pfeffer abschmecken.

Hauptgerichte vom Fisch

Chinakohlröllchen mit Kabeljau

Zubereitungszeit: 60 Minuten

Pro Portion etwa: 189 mg Harnsäure, 377 kcal, 1576 kJ, 26 g Eiweiß, 4 g Fett, 53 g Kohlenhydrate, 3 g Ballaststoffe, 61 mg Cholesterin

Zutaten für 2 Personen

90 g Reis weiß, geschält
180 g Kabeljaufilet
4 große Chinakohlblätter
Salz
1 Eiweiß
2 EL Naturjoghurt, 3,5 % Fett
Pfeffer aus der Mühle
1 TL Zitronensaft
2 Schalotten
1 kleiner Apfel
½ TL Butter
2 Msp. Currypulver
1 TL Kartoffelmehl
¼ l Gemüsebrühe

Zubereitung

1. Den Reis in reichlich Salzwasser bissfest garen.

2. Fischfilet waschen, trocken tupfen, in große Würfel schneiden. Im Mixer pürieren und anschließend kalt stellen. Es ist sehr wichtig, dass der Fisch gut kalt ist, da sonst die Fischfarce nicht bindet.

3. Inzwischen die Chinakohlblätter 2 bis 3 Minuten in kochendem Salzwasser blanchieren, sofort abschrecken und trocken tupfen. Die grobe Mittelrippe und den dicken Teil des Blattes abschneiden.

4. Zuerst das Eiweiß, dann den Joghurt unter das Fischpüree mischen. Die Fischfarce mit wenig Salz, Pfeffer und dem Zitronensaft abschmecken. Die Fischfarce auf die mit wenig Salz und Pfeffer gewürzten Chinakohlblätter verteilen.

5. Die Blätter seitlich über die Füllung schlagen, dann die Roulade zusammenrollen. Mit einem Zahnstocher feststecken. Die Schalotten abziehen, zusammen mit dem geschälten und entkernten Apfel fein würfeln und beides in der mäßig heißen Butter andünsten.

6. Das Currypulver und das Kartoffelmehl hineinstreuen und mit der Gemüsebrühe angießen; die Sauce aufkochen lassen, dabei mehrmals umrühren. Die Fischröllchen in die Sauce geben und 15 Minuten bei geringer Hitzezufuhr dünsten.

7. Die Sauce abschmecken, die Fischröllchen aus der Sauce heben, die Zahnstocher entfernen und mit dem Reis anrichten.

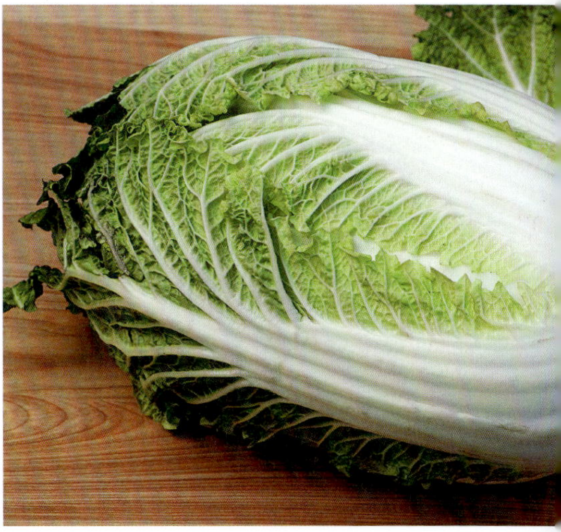

Kartoffelgemüse mit Forellenfilet

Zubereitungszeit: 60 Minuten

Pro Portion etwa: 215 mg Harnsäure, 297 kcal, 1241 kJ, 24 g Eiweiß, 2 g Fett, 38 g Kohlenhydrate, 10 g Ballaststoffe, 52 mg Cholesterin

Zutaten für 2 Personen

300 g Kartoffeln
Salz
1 Zwiebel
2 Möhren
1 rote Paprikaschote
½ l Weinessig
2 Lorbeerblätter
4 Wacholderbeeren
2 Forellenfilets (ohne Haut) à 80 g
½ l Gemüsebrühe
1 TL gehackte Petersilie
2 TL geriebener Meerrettich (Glas)

Zubereitung

1. Kartoffeln waschen, schälen, in mundgerechte Stücke teilen und in Salzwasser garen.

2. Zwiebel abziehen und in feine Streifen schneiden. Möhren schälen und ebenfalls in Streifen schneiden. Paprikaschote entkernen und in feine Würfel schneiden.

3. Für den Sud ½ l Wasser zum Kochen bringen, etwas vom vorbereiteten Gemüse dazugeben und mit etwas Weinessig auffüllen. Lorbeerblätter, Wacholderbeeren und etwas Salz zugeben und aufkochen lassen.

4. Die Forellenfilets kalt abbrausen, vorsichtig in den Sud geben und etwa 8 Minuten bei milder Hitze pochieren.

5. In der Zwischenzeit das Gemüse in der Gemüsebrühe weich dünsten. Die gekochten Kartoffeln zugeben und mit Salz und Pfeffer würzen.

6. Gemüsekartoffeln anrichten und mit gehackter Petersilie bestreuen. Die Forellenfilets vorsichtig aus dem Sud nehmen, dazu anrichten und etwas geriebenen Meerrettich dazu reichen.

Rotbarschfilet im Gemüsebeet

Zubereitungszeit: 50 Minuten

Pro Portion etwa: 212 mg Harnsäure, 273 kcal, 1141 kJ, 22 g Eiweiß, 2 g Fett, 37 g Kohlenhydrate, 10 g Ballaststoffe, 51 mg Cholesterin

Zutaten für 2 Personen

160 g Rotbarschfilet
1 TL Zitronensaft
Salz
Pfeffer aus der Mühle
100 g Lauch
2 Möhren
4 Bundzwiebeln
½ TL Butter
300 g Kartoffeln

Zubereitung

1. Die Fischfilets unter kaltem Wasser abbrausen und trocken tupfen. Mit Zitronensaft beträufeln und mit Salz und Pfeffer würzen.

2. Lauch waschen, Möhren waschen und schälen. Beides in Streifen schneiden. Zwiebel putzen, abziehen und in feine Streifen schneiden. Butter in der Pfanne schmelzen und das Gemüse darin einige Minuten andünsten. Mit Salz und Pfeffer würzen.

3. Einen Bratbeutel (Bratfolienschlauch) von etwa 50 cm Länge auf einer Seite verschließen und das Gemüse einfüllen. 2 Esslöffel Wasser dazugeben, die Fischfilets darauf legen und das andere Ende des Brautbeutels verschließen.

4. Auf der untersten Einschubleiste im vorgeheizten Backofen bei etwa 200 °C 30 bis 35 Minuten garen. Inzwischen die Kartoffeln schälen, kleinschneiden und in Salzwasser garen.

5. Den Bratbeutel aus dem Rohr nehmen, vorsichtig öffnen und die Filets mit dem Gemüse anrichten. Die Salzkartoffeln dazu reichen.

Schollenfilet in Tomaten-Pilzsauce

Zubereitungszeit: 35 Minuten

Pro Portion etwa: 213 mg Harnsäure, 313 kcal, 1308 kJ, 22 g Eiweiß, 5 g Fett, 39 g Kohlenhydrate, 4 g Ballaststoffe, 75 mg Cholesterin

Zutaten für 2 Personen

90 g Reis weiß, geschält
Salz
160 g Schollenfilets (ohne Haut)
Saft einer Zitrone
2 Tomaten
80 g Champignons
½ TL Butter
1 EL Sahne, 30 % Fett
Pfeffer aus der Mühle

Zubereitung

1. Den Reis in reichlich Salzwasser bissfest garen. Die Schollenfilets unter kaltem Wasser abbrausen, trocken tupfen und in Streifen schneiden. Mit Zitronensaft beträufeln und salzen.

2. Tomaten kurz brühen, enthäuten, vierteln, die Kerne entfernen und das Fruchtfleisch in feine Würfel schneiden. Champignons putzen und in Scheiben schneiden. Butter in einer Pfanne erwärmen und die Champignonscheiben darin etwa 5 Minuten andünsten.

3. Die Tomatenwürfel dazugeben und weitere 5 Minuten offen köcheln lassen. Die Sahne dazu gießen und mit Salz und Pfeffer würzen.

4. Zum Schluss die Fischstreifen dazugeben und etwa 8 Minuten leicht gar ziehen lassen. Mit Salz und Pfeffer abschmecken und mit dem Reis anrichten.

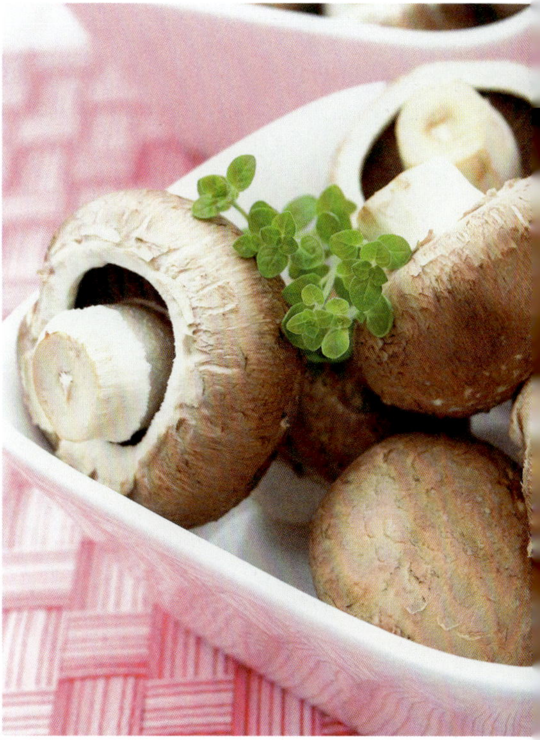

Pangasius in Estragon-Senfsauce

Zubereitungszeit: 60 Minuten

Pro Portion etwa: 140 mg Harnsäure, 278 kcal, 1162 kJ, 22 g Eiweiß, 5 g Fett, 31 g Kohlenhydrate, 5 g Ballaststoffe, 73 mg Cholesterin

Zutaten für 2 Personen

300 g Kartoffeln
Salz
160 g Pangasiusfilets
1 TL Zitronensaft
Pfeffer aus der Mühle
1 kleine Zwiebel
½ TL Butter
½ TL Honig
etwa ¼ l Gemüsebrühe
2 EL Kaffeesahne, 10 % Fett
1 TL scharfer Senf
1 Zweig frischer Estragon

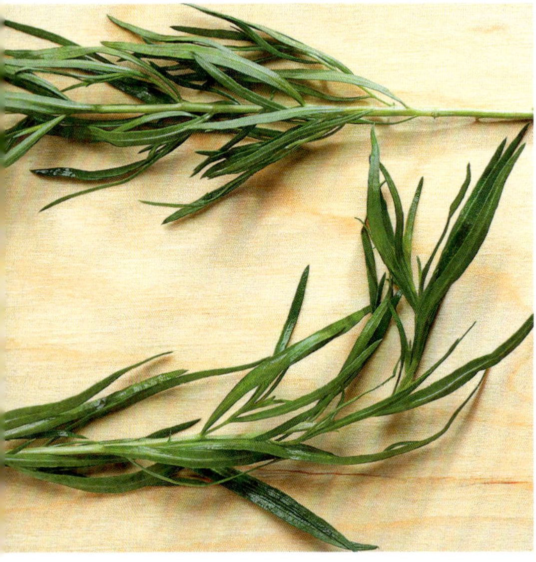

Zubereitung

1. Die Kartoffeln schälen, in mundgerechte Stücke teilen und in Salzwasser bissfest garen.

2. Die Pangasiusfilets mit kaltem Wasser abbrausen, trocken tupfen, in Streifen schneiden und mit Zitronensaft beträufeln. Mit Salz und Pfeffer würzen und etwa 10 Minuten marinieren lassen.

3. Inzwischen die Zwiebel abziehen und in feine Würfel schneiden.

4. Für die Sauce Butter erhitzen und die Zwiebelwürfeln mit dem Honig darin anschwitzen, ohne Farbe nehmen zu lassen. Mit der Gemüsebrühe auffüllen und etwas reduzieren lassen.

5. Die Kaffeesahne mit dem Senf verrühren. Estragon waschen, klein schneiden und mit der Senfmischung in die Sauce geben. Mit Salz und Pfeffer würzen.

6. Die Pangasiusfilets in die Senfsauce geben und darin etwa 10 Minuten bei geringer Hitzezufuhr gar ziehen lassen.

7. Abschmecken und mit den Kartoffeln anrichten.

Hauptgerichte von Hähnchen und Pute

Chinapfanne von der Pute

Zubereitungszeit: 45 Minuten

Pro Portion etwa: 238 mg Harnsäure, 336 kcal, 150 kJ, 28 g Eiweiß, 2 g Fett, 46 g Kohlenhydrate, 6 g Ballaststoffe, 54 mg Cholesterin

Zutaten für 2 Personen

90 g Reis weiß, geschält
Salz
180 g Putenbrust
Pfeffer aus der Mühle
2 Möhren
1 Frühlingszwiebel
60 g Shiitakepilze
½ TL Rapsöl
60 g Zuckerschoten
1 TL Mehl
1 EL Sojasauce

Zubereitung

1. Den Reis nach Packungsanleitung in etwa 20 Minuten bei mittlerer Hitze bissfest garen.

2. Die Putenbrust kalt abspülen, mit Küchenpapier trocken tupfen und in Streifen schneiden.

3. Mit Salz und Pfeffer würzen. Möhren schälen, zuerst längs halbieren und in Streifen schneiden, dann in feine Stifte zerteilen.

4. Frühlingszwiebeln waschen, in Scheiben schneiden, Shiitakepilze putzen und in mundgerechte Stücke schneiden.

5. Eine beschichtete Pfanne mit Rapsöl ausreiben, erhitzen und die Putenbruststreifen darin rundherum goldbraun anbraten.

6. Austernpilze, Möhren, Zwiebeln und die Zuckerschoten zugeben und etwa 5 Minuten unter ständigem Rühren braten. Mehl und Sojasauce mit 1 Tasse Wasser vermischen und in die Pfanne gießen.

7. Aufkochen lassen und die Chinapfanne mit Salz, Pfeffer und Sojasauce abschmecken, anrichten und den gekochten Reis dazu servieren.

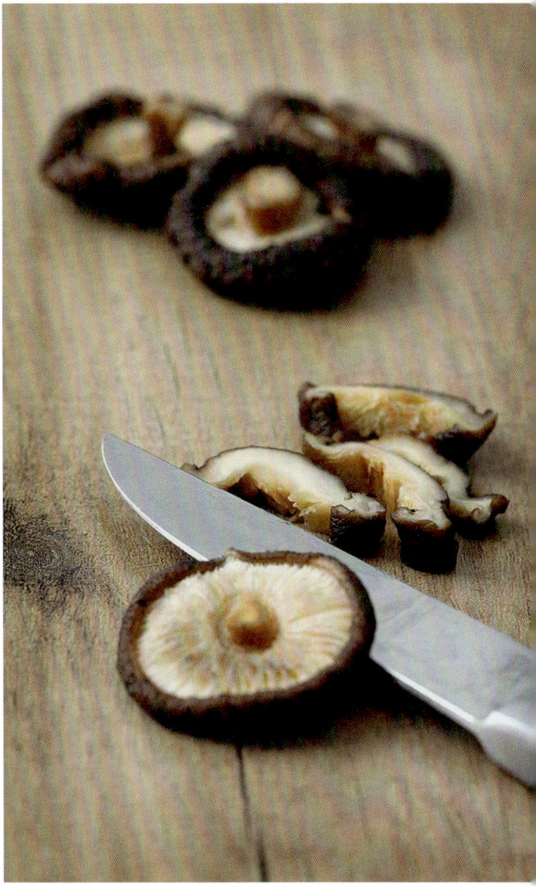

Putencurry mit grünen Nudeln

Zubereitungszeit: 35 Minuten

Pro Portion etwa: 232 mg Harnsäure, 453 kcal, 1894 kJ, 33 g Eiweiß, 11 g Fett, 49 g Kohlenhydrate, 6 g Ballaststoffe, 131 mg Cholesterin

Zutaten für 2 Personen

120 g grüne Nudeln
Salz
180 g Putenbrust (ohne Haut)
1 Zwiebel
½ TL Rapsöl
Pfeffer aus der Mühle
80 g Champignons
Currypulver
1 TL Mehl
½ l Gemüsebrühe
2 EL Sahne, 30 % Fett

Zubereitung

1. Die grünen Nudeln nach Packungsanleitung in Salzwasser bissfest garen. Putenbrust waschen, mit Küchenpapier trocken tupfen und in Scheibchen oder Streifen schneiden. Zwiebeln abziehen und in feine Würfel schneiden. Rapsöl erhitzen und die Zwiebelwürfel darin angehen lassen.

2. Die vorbereitete Putenbrust dazugeben und mit Pfeffer würzen. Champignons putzen, vierteln und dazugeben. Mit Salz würzen und mit Currypulver und etwas Mehl bestäuben.

3. Mit Gemüsebrühe und etwas Sahne aufgießen und das Ganze bei mäßiger Hitze einköcheln lassen. Die Nudeln in ein Sieb abgießen und unter das Geschnetzelte mischen. Mit Salz und Pfeffer abschmecken und anrichten.

Hähnchenbrust mit Käsemakkaroni

Zubereitungszeit: 40 Minuten

Pro Portion etwa: 210 mg Harnsäure, 421 kcal, 1760 kJ, 36 g Eiweiß, 9 g Fett, 41 g Kohlenhydrate, 2 g Ballaststoffe, 123 mg Cholesterin

Zutaten für 2 Personen

180 g Hähnchenbrustfilet (ohne Haut)
120 g Makkaroni
Salz
½ TL Olivenöl
Pfeffer aus der Mühle
2 EL Frischkäse, 45 % Fett
60 g geriebener Edamer, 30 % Fett
1 TL scharfer Senf
Petersilie

Zubereitung

1. Die Hähnchenbrust unter kaltem Wasser abspülen, trocken tupfen und in Streifen schneiden. Nudeln in Salzwasser nach Packungsanleitung bissfest kochen, abseihen und zu Seite stellen.

2. Das Olivenöl in einer Pfanne erhitzen und die geschnetzelte Hühnerbrust darin von allen Seiten etwa 5 bis 8 Minuten braten. Mit Salz und Pfeffer würzen.

3. Den Frischkäse mit geriebenem Edamer und dem Senf vermengen und dazugeben. Die Nudeln unterrühren und mit Salz und Pfeffer abschmecken. Petersilie waschen, trocken schütteln, fein hacken und untermischen.

Spargelpfanne mit Pute

Zubereitungszeit: 35 Minuten

Pro Portion etwa: 194 mg Harnsäure, 275 kcal, 1149 kJ, 30 g Eiweiß, 2 g Fett, 30 g Kohlenhydrate, 7 g Ballaststoffe, 54 mg Cholesterin

Zutaten für 2 Personen

300 g Kartoffeln
400 g weißer Spargel
180 g Putenbrust
1 TL Rapsöl
Salz
weißer Pfeffer
1 EL Sojasauce
1 EL frische Kräuter (Dill, Koriander, Schnittlauch)

Zubereitung

1. Kartoffeln gründlich unter kaltem Wasser abbürsten und mit der Schale in Spalten schneiden. Spargel sorgfältig schälen und schräg in feine Stücke schneiden.

2. Putenbrust abspülen, trocken tupfen und in Streifen schneiden. Rapsöl in einer großen Pfanne erhitzen, Putenbruststreifen darin rundherum kräftig anbraten, mit Sojasauce und Pfeffer würzen, danach wieder herausnehmen.

3. Die Kartoffelspalten mit dem Spargel darin unter Wenden etwa 15 Minuten garen. Fleisch wieder zugeben und alles kurz erhitzen. Mit Salz, Pfeffer und Sojasauce abschmecken.

4. Kräuter kurz abbrausen, trocken schütteln, grob hacken, großzügig darüber streuen und anrichten.

Puten-Cordon bleu mit Kartoffeln

Zubereitungszeit: 25 Minuten

Pro Portion etwa: 170 mg Harnsäure, 416 kcal, 1739 kJ, 40 g Eiweiß, 13 g Fett, 26 g Kohlenhydrate, 4 g Ballaststoffe, 100 mg Cholesterin

Zutaten für 2 Personen

300 g Kartoffeln
Salz
2 Putenschnitzel à 120 g
Pfeffer aus der Mühle
2 Scheiben Emmentaler, 45 % Fett
2 Zweige frisches Basilikum
Mehl zum wenden
1 TL Rapsöl

Zubereitung

1. Die Kartoffeln schälen, in mundgerechte Stücke schneiden und in Salzwasser bissfest garen. Die Putenschnitzel mit kaltem Wasser abbrausen und mit Küchenpapier trocken tupfen.

2. Schnitzel zwischen Frischhaltefolie legen und so dünn wie möglich klopfen. Folie wieder entfernen und mit Salz und Pfeffer würzen. Mit je 1 Scheibe Emmentaler und den Basilikumblätter belegen und zusammenklappen. Mit je einem Zahnstocher zusammenstecken.

3. In Mehl kurz wenden und anschließend in heißem Rapsöl bei mittlerer Hitze etwa 15 Minuten beidseitig braten. Mit den Kartoffeln anrichten.

Süßsaure Hähnchenpfanne

Zubereitungszeit: 40 Minuten

Pro Portion etwa: 280 mg Harnsäure, 397 kcal, 1659 kJ, 29 g Eiweiß, 2 g Fett, 59 g Kohlenhydrate, 13 g Ballaststoffe, 54 mg Cholesterin

Zutaten für 2 Personen

90 g Reis weiß, geschält
Salz
1 Zwiebel
100 g Lauch
1 Fenchel
2 Möhren
1 kleiner Apfel
⅛ l Apfelsaft
180 g Hähnchenbrustfilet (ohne Haut)
Pfeffer aus der Mühle
½ TL grüne Pfefferkörner
frischer Ingwer
Currypulver
1 TL Honig
1 Schuss Apfelessig

Zubereitung

1. Den Reis nach Packungsanleitung in Salzwasser etwa 25 Minuten bissfest garen. Gemüse je nach Art putzen, schälen und in Scheiben schneiden. Den Apfel schälen, entkernen, vierteln und feinblättrig schneiden.

2. Eine beschichtete Pfanne erhitzen und darin das Gemüse mit dem Apfelsaft etwa 6 bis 8 Minuten bissfest dünsten. Die Hähnchenbrust in Streifen schneiden.

3. Eine beschichtete Pfanne ohne Fettzugabe erhitzen und die Hähnchenbruststreifen darin rasch von allen Seiten anbraten. Mit Pfeffer und Salz würzen.

4. Das Gemüse mit grünen Pfefferkörnern, wenig frisch geriebenem Ingwer und Currypulver würzen. Den Honig dazugeben und kurze Zeit einkochen lassen.

5. Zum Schluss die gebratenen Hähnchenbruststreifen mit dem Reis dazugeben und das Gericht mit Apfelessig, Salz und Pfeffer süßsauer abschmecken.

Hauptgerichte vom Schwein

Chinakohl mit Kartoffelpüree und Filetspitzen

Zubereitungszeit: 40 Minuten

Pro Portion etwa: 228 mg Harnsäure, 360 kcal, 1505 kJ, 26 g Eiweiß, 10 g Fett, 36 g Kohlenhydrate, 9 g Ballaststoffe, 63 mg Cholesterin

Zutaten für 2 Personen

160 g Schweinefilet
1 Frühlingszwiebel
½ TL Rapsöl
Pfeffer aus der Mühle
1 rote Zwiebel
300 g Chinakohl
50 g Champignons
¼ l Tomatensaft
Salz
frische Petersilie
Kartoffelpüree
300 g Kartoffeln
Salz, Kümmel
⅛ l Milch, 1,5 % Fett
½ TL Butter
Pfeffer aus der Mühle
gemahlene Muskatnuss

Zubereitung

1. Für das Kartoffelpüree die Kartoffeln gründlich waschen und mit der Schale in kochendem Salzwasser mit etwas Kümmel bissfest garen. Das Wasser abschütten. Die Kartoffeln etwas ausdampfen lassen, pellen und durch die Kartoffelpresse in eine Schüssel drücken.

2. Milch mit der Butter aufkochen lassen. Nach und nach mit dem Schneebesen unter die Kartoffeln rühren. Das Püree mit Salz, Pfeffer und Muskat abschmecken und warm stellen.

3. Das Schweinefilet kalt abbrausen, trocken tupfen und in Streifen schneiden. Frühlingszwiebeln putzen und in Scheiben schneiden. In einer Pfanne Rapsöl erhitzen und Frühlingszwiebeln anschwitzen. Die Schweinefiletstreifen dazugeben und mit Pfeffer würzen. Rote Zwiebeln abziehen, in Streifen schneiden, dazugeben. Zum Schluss abschmecken.

4. Chinakohl putzen und in Streifen schneiden. Champignons in Scheiben schneiden und mit dem Chinakohl in einem Topf mit Tomatensaft bei mittlerer Hitze zugedeckt etwa 10 Minuten dämpfen lassen. Mit Salz und Pfeffer abschmecken.

5. Kartoffelpüree anrichten, den Chinakohl dazugeben und die Schweinefiletspitzen darüber verteilen. Mit gehackter Petersilie bestreuen.

Frühlingsgemüse mit pochierten Schweinemedaillons

Zubereitungszeit: 45 Minuten

Pro Portion etwa: 218 mg Harnsäure, 338 kcal, 1413 kJ, 24 g Eiweiß, 6 g Fett, 41 g Kohlenhydrate, 11 g Ballaststoffe, 52 mg Cholesterin

Zutaten für 2 Personen

300 g Kartoffeln
1 kleines Bund Suppengemüse
1 Thymianzweig
1 Limette oder Zitrone
1 Lorbeerblatt
½ TL Pfefferkörner
Salz
1 Kohlrabi
2 Frühlingsmöhren
40 g Zuckerschoten
Pfeffer aus der Mühle
160 g Schweinefilet

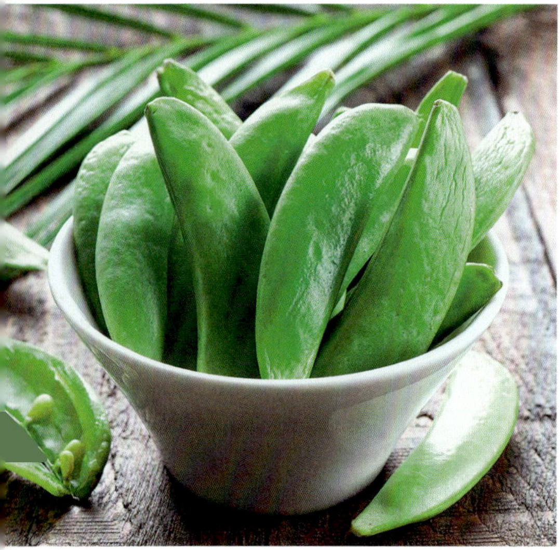

Zubereitung

1. Die Kartoffeln schälen und in Salzwasser bissfest garen. Das Suppengemüse putzen, gründlich waschen und grob zerkleinern.

2. Die Limette gründlich waschen, trockenreiben, in feine Scheiben schneiden und mit dem Suppengemüse, Thymian, Lorbeerblatt, Pfefferkörnern, Salz und ¾ l Wasser in einen Topf geben und aufkochen.

3. Bei schwacher Hitze diesen Sud etwa 20 Minuten köcheln lassen. In der Zwischenzeit den Kohlrabi und Möhren schälen und in Stifte schneiden. Die Zuckerschoten putzen und waschen.

4. Den Sud in einen anderen Topf seihen. Kohlrabi und Möhren hineingeben und mit Salz und Pfeffer würzen.

5. Das Schweinefilet mit kaltem Wasser abbrausen, trocken tupfen, in 4 Scheiben schneiden und in den Sud legen. Zugedeckt bei schwacher Hitze etwa 15 Minuten köcheln lassen.

6. Nach etwa 8 Minuten Garzeit die Zuckerschoten zugeben. Zum Schluss mit Salz und Pfeffer abschmecken und mit den Kartoffeln anrichten.

Schweinegeschnetzeltes in Senfsauce

Zubereitungszeit: 35 Minuten

Pro Portion etwa: 186 mg Harnsäure, 370 kcal, 1546 kJ, 25 g Eiweiß, 10 g Fett, 38 g Kohlenhydrate, 10 g Ballaststoffe, 62 mg Cholesterin

Zutaten für 2 Personen

300 g Kartoffel
Salz, Kümmel
wenig Butter
1 TL Schnittlauchröllchen
160 g Schweineoberschale
1 Frühlingslauch
2 Möhren
120 g Brokkoli
½ TL Rapsöl
1 TL Mehl
Currypulver
¼ l Gemüsebrühe
⅛ l Milch, 1,5 % Fett
1 TL scharfer Senf
1 Prise Zucker

Zubereitung

1. Kartoffeln waschen, schälen, zerteilen und in Salzwasser mit etwas Kümmel bissfest kochen. Abschütten und in wenig zerlassener Butter mit Schnittlauchröllchen anschwenken.

2. Inzwischen das Schweinefleisch waschen, trocken tupfen und in Streifen schneiden. Frühlingslauch putzen und in Streifen schneiden. Möhren putzen, schälen und grob reiben. Brokkoli waschen und in kleine Röschen teilen.

3. Eine beschichtete Pfanne mit Rapsöl ausreiben und das Fleisch darin anbraten. Den vorbereiteten Frühlingslauch dazugeben und mit Pfeffer würzen.

4. Das Ganze leicht mit Mehl und Curry bestäuben und gleich mit Gemüsebrühe und Milch aufgießen. Die geriebenen Möhren und Brokkoliröschen dazugeben und aufkochen lassen.

5. Mit etwas Senf, Salz und etwas Zucker pikant abschmecken. Auf Teller anrichten und die Schnittlauchkartoffeln dazugeben.

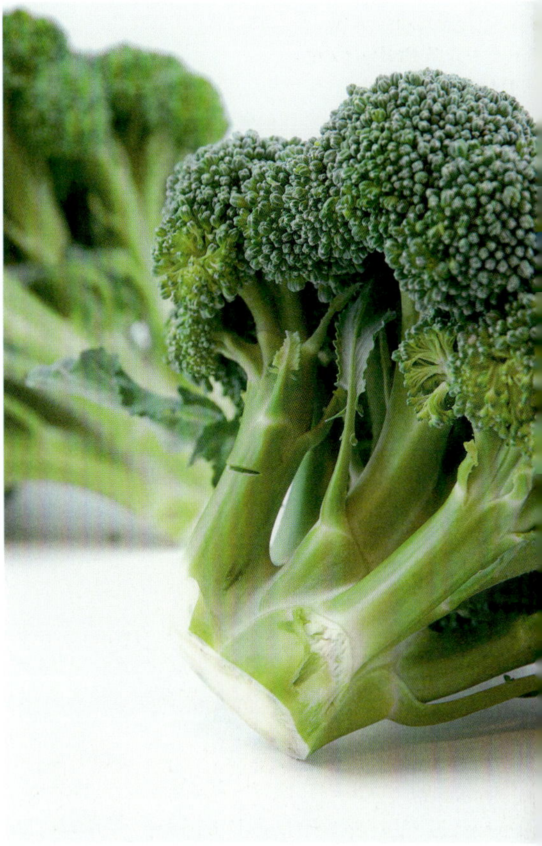

Wirsingröllchen mit Schinken

Zubereitungszeit: 50 Minuten

Pro Portion etwa: 174 mg Harnsäure, 365 kcal, 1526 kJ, 19 g Eiweiß, 11 g Fett, 42 g Kohlenhydrate, 6 g Ballaststoffe, 54 mg Cholesterin

Zutaten für 2 Personen

80 g Reis, weiß geschält
½ l Gemüsebrühe
120 g magerer, gekochter Schinken
2 kleine Möhren
2 Frühlingszwiebeln
8 Wirsingblätter
Salz
½ TL Rapsöl
gemahlene Muskatnuss
Pfeffer aus der Mühle
1 EL saure Sahne, 10 % Fett

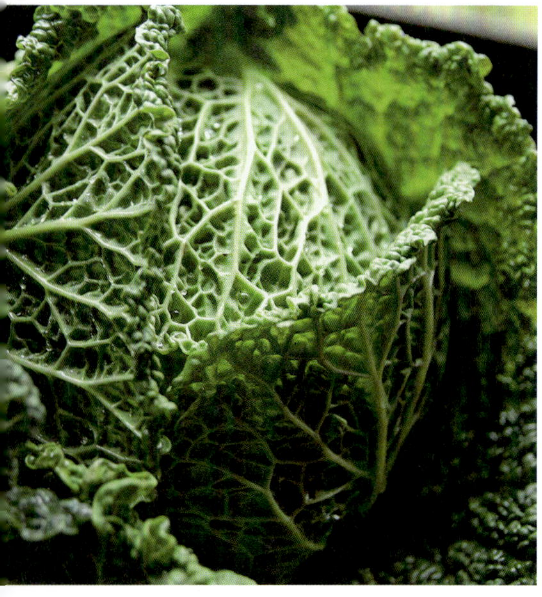

Zubereitung

1. Den Reis in etwa ¼ l Gemüsebrühe etwa 20 bis 25 Minuten garen. Inzwischen den Schinken fein würfeln. Möhren waschen und schälen, Frühlingszwiebeln putzen, waschen und beides in kleine Würfel schneiden.

2. Die Wirsingblätter in reichlich kochendem Salzwasser etwa 2 bis 3 Minuten blanchieren, herausnehmen, mit kaltem Wasser abschrecken und auf einem Küchentuch auslegen.

3. Eine beschichtete Pfanne mit Rapsöl ausreiben, erhitzen und Schinken- und Gemüsewürfel darin andünsten. Mit Muskat, Salz und Pfeffer würzen. Mit 1 Esslöffel Gemüsebrühe ablöschen.

4. Den Reis unter die Mischung rühren, vom Herd nehmen, etwas abkühlen lassen und auf die ausgelegten Wirsingblätter verteilen. Die Blätter zu kleinen Röllchen formen und mit Küchengarn zubinden.

5. Die restliche Gemüsebrühe aufkochen, in eine ofenfeste Form gießen, Wirsingröllchen hineinsetzen und im vorgeheizten Bratofen bei 180 °C 15 bis 20 Minuten garen.

6. Den Bratenfond mit der sauren Sahne binden, wenn nötig etwas ein köcheln lassen und mit Salz und Pfeffer abschmecken.

Bunte Nudeln mit Geschnetzeltem

Zubereitungszeit: 35 Minuten

Pro Portion etwa: 208 mg Harnsäure, 408 kcal, 1706 kJ, 26 g Eiweiß, 9 g Fett, 49 g Kohlenhydrate, 6 g Ballaststoffe, 110 mg Cholesterin

Zutaten für 2 Personen

120 g bunte Nudeln
Salz
160 g Schweinerücken (ohne Fett und Knochen)
Knoblauchsalz
Pfeffer aus der Mühle
2 Möhren
2 Lauchzwiebeln
½ TL Rapsöl
1 Knoblauchzehe
Paprikapulver
¼ l Gemüsebrühe
1 EL Kaffeesahne, 10 % Fett

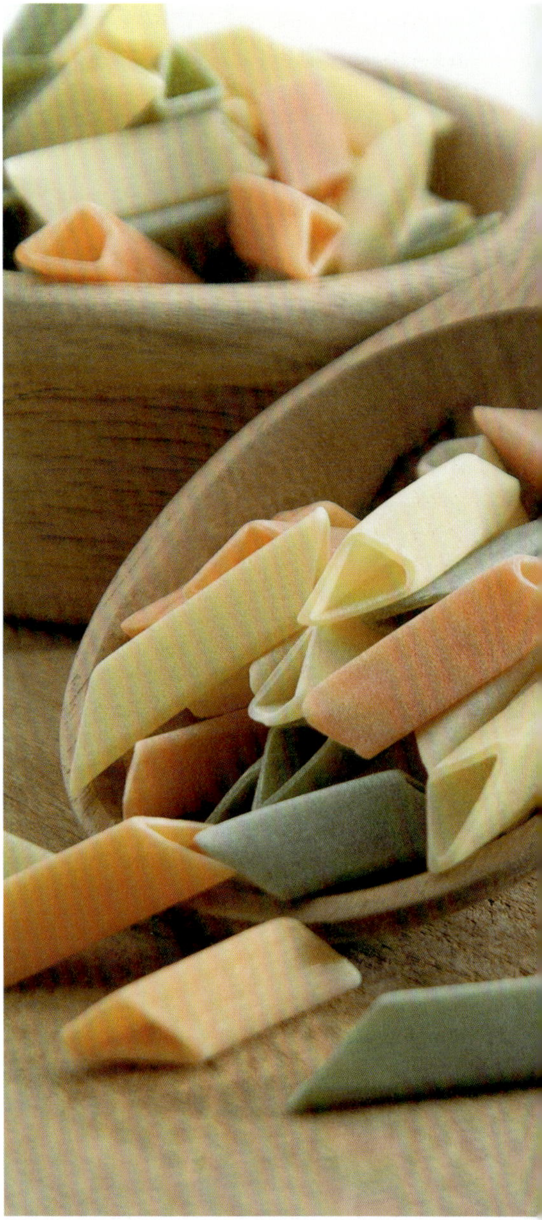

Zubereitung

1. Die Nudeln nach Packungsanleitung in Salzwasser bissfest garen. Schweinerücken kalt abbrausen, trocken tupfen und in Streifen schneiden. Mit Knoblauchsalz und Pfeffer würzen.

2. Möhren schälen und in Scheiben schneiden. Lauchzwiebeln putzen und in Ringe schneiden. Eine beschichtete Pfanne mit Rapsöl ausreiben, erhitzen und das Fleisch darin von allen Seiten anbraten.

3. Das Gemüse dazugeben und mit zerdrückten Knoblauch, Salz, Paprikapulver und Pfeffer würzen. Mit Gemüsebrühe aufgießen und etwa 20 Minuten bei mittlerer Hitzezufuhr einkochen lassen. Die Nudeln unter das Gericht mengen, mit Kaffeesahne verfeinern und mit Salz und Pfeffer abschmecken.

Zwiebelfilet mit Kartoffelpüree

Zubereitungszeit: 35 Minuten

Pro Portion etwa: 167 mg Harnsäure, 344 kcal, 1438 kJ, 23 g Eiweiß, 10 g Fett, 35 g Kohlenhydrate, 7 g Ballaststoffe, 59 mg Cholesterin

Zutaten für 2 Personen

160 g Schweinefilet
2 kleine rote Zwiebeln
1 Knoblauchzehe
etwa ½ l Gemüsebrühe
Salz
Pfeffer aus der Mühle
Kartoffelpüree
300 g Kartoffeln
Salz, Kümmel
⅛ l Milch, 1,5 % Fett
½ TL Butter
Pfeffer aus der Mühle
gemahlene Muskatnuss

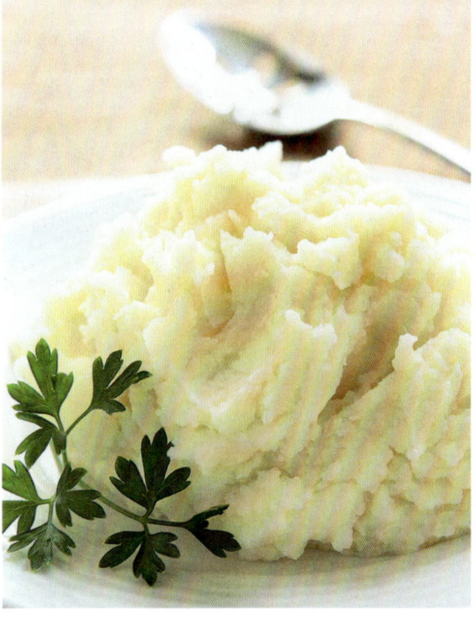

Zubereitung

1. Die Kartoffeln gründlich waschen und mit der Schale in Salzwasser, mit etwas Kümmel, bissfest garen. Abschütten, etwas ausdampfen lassen, pellen und durch die Kartoffelpresse in eine Schüssel drücken.

2. Milch mit der Butter aufkochen lassen. Nach und nach mit dem Schneebesen unter die Kartoffeln rühren. Das Püree mit Salz, Pfeffer und Muskat abschmecken und warm stellen.

3. Inzwischen das Schweinefilet unter kaltem Wasser abspülen, trocken tupfen und in 4 gleichmäßige Scheiben schneiden. Die Zwiebeln abziehen und in feine Streifen schneiden. Knoblauch abziehen und durchpressen.

4. Die Gemüsebrühe in einer Pfanne erhitzen und die Zwiebelstreifen und den Knoblauch dazugeben. Aufkochen lassen, mit Salz und Pfeffer kräftig abschmecken und die Filetscheiben einlegen. Bei mittlerer Hitzezufuhr etwa 20 bis 25 Minuten gar ziehen lassen.

5. Das Kartoffelpüree anrichten, das Schweinefilet dazu setzen und mit den gedünsteten Zwiebeln überdecken.

Schweinefiletstreifen mit Wokgemüse

Zubereitungszeit: 35 Minuten

Pro Portion etwa: 262 mg Harnsäure, 388 kcal, 1622 kJ, 26 g Eiweiß, 8 g Fett, 47 g Kohlenhydrate, 9 g Ballaststoffe, 52 mg Cholesterin

Zutaten für 2 Personen

80 g Reis weiß, geschält
Salz
160 g Schweinefilet
1 rote Paprikaschote
300 g Knollenfenchel
2 kleine rote Zwiebeln
60 g Champignons
½ TL Rapsöl
½ TL grüne Pfefferkörner
1 Zweig frischer Rosmarin
Currypulver
1 EL Sojasauce
Pfeffer aus der Mühle

Zubereitung

1. Den Reis nach Packungsanleitung in Salzwasser bissfest garen. Inzwischen das Schweinefilet mit kaltem Wasser abbrausen, mit Küchenkrepp trocken tupfen und in fingerdicke Streifen schneiden.

2. Die Paprikaschote entkernen und in feine Streifen schneiden. Fenchel putzen, Zwiebeln abziehen und mit den Champignons ebenfalls in schmale Streifen schneiden.

3. Den Wok mit Rapsöl begießen und erhitzen. Schweinefiletstreifen unter ständigem Rühren rasch darin ringsherum anbraten. Das vorbereitete Gemüse dazugeben. Mit grünem Pfefferkörnern, frisch gezupften Rosmarinnadeln und Currypulver würzen.

4. Das Ganze etwa 5 bis 8 Minuten unter ständigem Rühren fertig garen und zum Schluss mit Sojasauce, Salz und Pfeffer abschmecken und mit dem Reis anrichten.

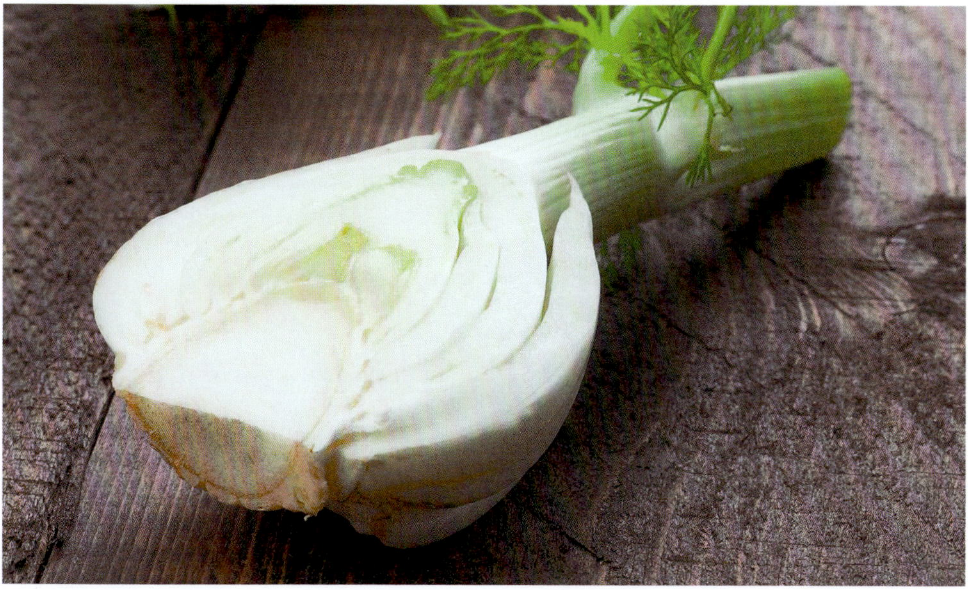

Hauptgerichte vom Rind

Rindergeschnetzeltes mit Spätzle

Zubereitungszeit: 35 Minuten

Pro Portion etwa: 243 mg Harnsäure, 456 kcal, 1906 kJ, 31 g Eiweiß, 11 g Fett, 51 g Kohlenhydrate, 9 g Ballaststoffe, 107 mg Cholesterin

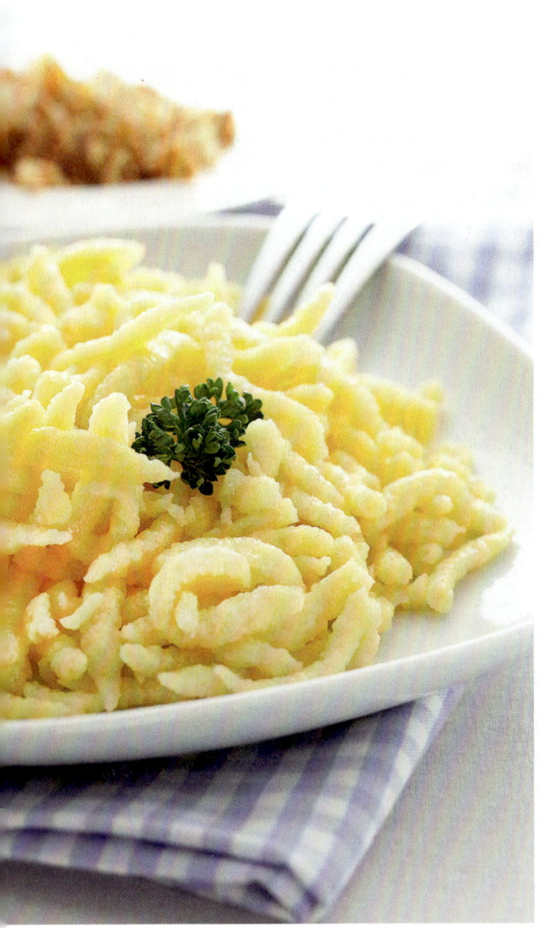

Zutaten für 2 Personen

120 g Spätzle (Trockengewicht)
Salz
160 g magere Rinderhüfte oder Schulter
2 Champignons
1 Zucchini
4 Cocktailtomaten
1 Möhre
100 g Brokkoli
1 kleine Zwiebel
wenig Rapsöl
¼ l Gemüsebrühe
1 TL Sahne, 30 % Fett
Pfeffer aus der Mühle
½ TL Butter

Zubereitung

1. Die Spätzle nach Packungsanleitung in Salzwasser bissfest garen. Inzwischen das Rindfleisch waschen, mit Küchenpapier trocken tupfen und in Streifen schneiden. Champignons und Zucchini putzen und in Scheiben schneiden. Cocktailtomaten vierteln.

2. Möhren schälen und ebenfalls in feine Scheiben schneiden. Brokkoli in Röschen teilen und beides kurz in Salzwasser blanchieren.

3. Eine beschichtete Pfanne mit Rapsöl ausreiben, erhitzen und das Fleisch darin rasch anbraten. Zwiebel abziehen, in Streifen schneiden, dazugeben und mit angehen lassen.

4. Zucchini, Möhren und Brokkoli dazugeben und das Ganze mit Pfeffer würzen. Mit Gemüsebrühe aufgießen und etwa 15 Minuten durch kochen lassen.

5. Champignons und Cocktailtomaten dazugeben, mit Sahne verfeinern und aufkochen lassen. Mit Salz und Pfeffer abschmecken.

6. Die Spätzle in einer mit Butter ausgeriebenen, beschichteten Pfanne erhitzen und mit Salz, Muskat und Pfeffer würzen. Das Geschnetzelte anrichten und die Spätzle dazugeben.

Gemüsebouillon mit Tafelspitz

Zubereitungszeit: 35 Minuten

Pro Portion etwa: 105 mg Harnsäure, 254 kcal, 1061 kJ, 11 g Eiweiß, 6 g Fett, 36 g Kohlenhydrate, 9 g Ballaststoffe, 22 mg Cholesterin

Zutaten für 2 Personen

300 g Rindfleisch (Tafelspitz ohne Fettrand)
Salz
1 Lorbeerblatt
4 Wacholderbeeren
½ TL Pfefferkörner
300 g Kartoffeln
Kümmel
1 Frühlingszwiebel
2 Champignons
2 Möhren
1 Pastinaken oder Wurzelpetersilie
1 rote Paprikaschote
½ TL Rapsöl
¼ l Gemüsebrühe
1 Zweig frischer Rosmarin
Blattpetersilie
gemahlene Muskatnuss
Pfeffer aus der Mühle

Zubereitung

1. Das Rindfleisch unter kaltem Wasser abbrausen, in einen Topf legen und mit etwa einem Liter Wasser zum Kochen bringen. Mit Salz, Lorbeerblatt, Wacholderbeeren und Pfefferkörnern würzen und in etwa 45 Minuten auf den Punkt garen.

2. Inzwischen die Kartoffeln gründlich waschen und mit der Schale in Salzwasser mit wenig Kümmel garen, abschütten, pellen und in Stücke schneiden.

3. Frühlingszwiebeln putzen und mit den Champignons in Scheiben schneiden. Möhren und Pastinaken schälen und mit der Paprikaschote grob raspeln.

4. Rapsöl erhitzen und die Frühlingszwiebeln darin anschwitzen. Champignonscheiben dazugeben und mit der Gemüsebrühe aufgießen. Das vorbereitete Gemüse dazugeben und aufkochen lassen.

5. Das Rindfleisch in Scheiben schneiden und mit den Kartoffeln zum Gemüse geben. Mit frisch gezupften Rosmarinnadeln und gehackte Blattpetersilie verfeinern und mit Salz, Muskat und Pfeffer aus der Mühle abschmecken und anrichten.

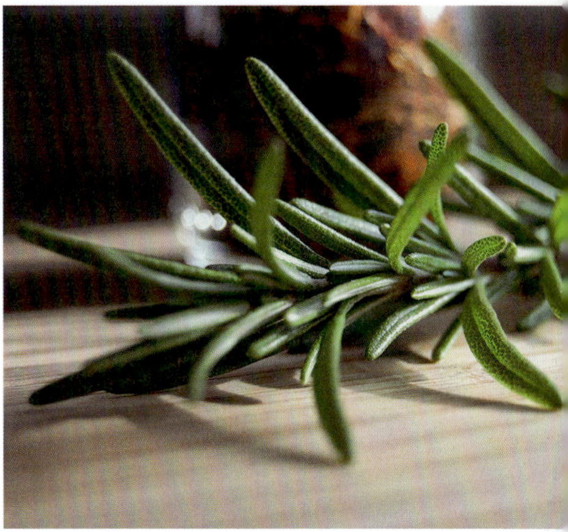

Kartoffelkraut mit Rumpsteakstreifen

Zubereitungszeit: 45 Minuten

Pro Portion etwa: 183 mg Harnsäure, 360 kcal, 1505 kJ, 24 g Eiweiß, 10 g Fett, 36 g Kohlenhydrate, 10 g Ballaststoffe, 53 mg Cholesterin

Zutaten für 2 Personen

300 g Kartoffeln
Salz
Kümmel
300 g Weißkohl
1 Zwiebel
½ TL Butter
Pfeffer aus der Mühle
¼ l Gemüsebrühe
1 EL Kaffeesahne, 10 % Fett
Majoran
1 Rumpsteak (160 g)
½ TL Rapsöl
1 EL Schnittlauchröllchen

Zubereitung

1. Die Kartoffeln gründlich waschen und mit der Schale in Salzwasser mit wenig Kümmel bissfest garen. Inzwischen den Weißkohl putzen und in Streifen schneiden.

2. Die Zwiebel abziehen und in feine Würfel schneiden. Butter in einem Topf schmelzen, Zwiebelwürfel dazugeben und glasig dünsten. Den Weißkohl dazugeben, salzen, pfeffern und mit der Gemüsebrühe aufgießen. Den Topf abdecken und 10 bis 15 Minuten auf den Biss dünsten.

3. Die Kartoffeln abschütten, etwas ausdampfen lassen und in Scheiben schneiden. Vorsichtig unter den Weißkohl heben und einige Minuten mit garen. Zum Schluss mit Kaffeesahne verfeinern und mit Salz, Pfeffer, Kümmel und Majoran abschmecken.

4. Das Rumpsteak waschen, trocken tupfen, leicht klopfen und von beiden Seiten mit Salz und Pfeffer würzen. Eine beschichtete Pfanne mit Rapsöl ausreiben, erhitzen und das Steak darin von beiden Seiten, je nach Belieben nicht ganz durch braten.

5. Kartoffelkraut anrichten, das Steak aus der Pfanne nehmen, in Streifen schneiden und auf die beiden Teller verteilen. Mit den Schnittlauchröllchen bestreuen.

Filetspitzen mit Aprikosen

Zubereitungszeit: 40 Minuten
Pro Portion etwa: 221 mg Harnsäure, 469 kcal, 1960 kJ, 28 g Eiweiß, 9 g Fett, 61 g Kohlenhydrate, 6 g Ballaststoffe, 110 mg Cholesterin

Zutaten für 2 Personen

120 g Nudeln
Salz
4 Aprikosen
160 g Rinderfilet
1 Zwiebel
½ TL Rapsöl
Pfeffer aus der Mühle
1 TL Mehl
einige grüne Pfefferkörner
⅛ l Gemüsebrühe
1 EL Kaffeesahne, 10 % Fett

Zubereitung

1. Die Nudeln nach Packungsanleitung in Salzwasser bissfest garen. Inzwischen die Aprikosen waschen, halbieren, entkernen und in feine Streifen schneiden.

2. Das Rinderfilet unter kaltem Wasser abbrausen, trocken tupfen und ebenfalls in Streifen schneiden.

3. Zwiebeln abziehen und in feine Würfel schneiden. Rapsöl in einer beschichteten Pfanne erhitzen und die Zwiebeln darin glasig anbraten. Die Filetspitzen dazugeben und mit Pfeffer würzen.

4. Das Fleisch ringsherum gut anbraten, mit Mehl bestäuben, grüne Pfefferkörner und Salz dazugeben und mit Gemüsebrühe aufgießen. Gut durchrühren.

5. Die vorbereiteten Aprikosenstreifen und die Kaffeesahne dazugeben; etwa 8 Minuten kochen lassen.

6. Das Gericht mit Salz und Pfeffer abschmecken und mit den Nudeln anrichten.

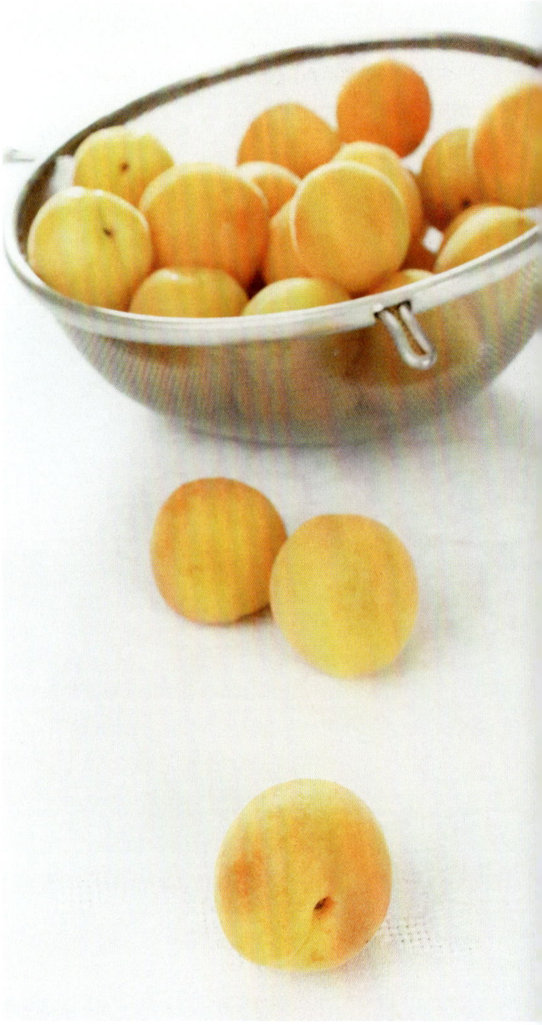

Suppentopf mit Grießnockerl

Zubereitungszeit: 50 Minuten

Pro Portion etwa: 191 mg Harnsäure, 437 kcal, 1826 kJ, 28 g Eiweiß, 16 g Fett, 37 g Kohlenhydrate, 6 g Ballaststoffe, 179 mg Cholesterin

Zutaten für 2 Personen

160 g Rinderfilet
½ l Gemüsebrühe
gemahlene Muskatnuss
Majoran
Pfeffer aus der Mühle
1 Kohlrabi
2 Möhren
100 g Weißkraut
100 g Lauch
frisches Basilikum
Petersilie
20 g Butter
1 Ei
80 g Weizengrieß

Zubereitung

1. Rinderfilet waschen, trocken tupfen und in mundgerechte Würfel schneiden. Gemüsebrühe erhitzen und mit Muskat, Majoran und Pfeffer würzen. Die Fleischwürfel dazugeben und das Ganze etwa 30 Minuten kochen lassen.

2. In der Zwischenzeit das Gemüse je nach Art waschen, putzen, schälen, in schmale Streifen schneiden und zum Fleisch geben.

3. Für die Grießnockerl Butter schaumig rühren, das Ei, Grieß und 1 Esslöffel Wasser nach und nach einrühren und mit Salz, Pfeffer und Muskat würzen. Kurze Zeit ruhen lassen; dann mit zwei Teelöffeln Nockerl oder Klößchen formen und gleich in siedende Brühe geben. 10 Minuten leicht kochen lassen und weitere 5 Minuten zugedeckt gar ziehen lassen.

4. Basilikumblätter und Petersilie fein hacken und zum Suppentopf geben. Mit Salz und Pfeffer abschmecken. Anrichten, die Grießnockerl dazugeben und servieren.

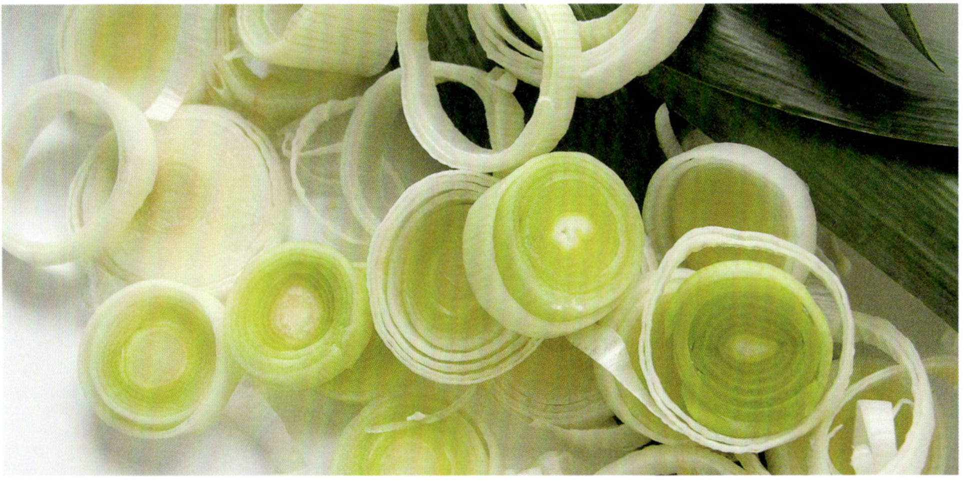

Hauptgerichte vom Kalb

Pfifferlingragout mit Kalbsfilet

Zubereitungszeit: 35 Minuten

Pro Portion etwa: 189 mg Harnsäure, 331 kcal, 1389 kJ, 26 g Eiweiß, 10 g Fett, 28 g Kohlenhydrate, 5 g Ballaststoffe, 185 mg Cholesterin

Zutaten für 2 Personen

160 g Kalbsfilet
Salz
Pfeffer aus der Mühle
½ TL Rapsöl
200 g Kartoffeln
1 Ei
1 EL Mehl
frischer Kerbel
Petersilie
gemahlene Muskatnuss
Mehl zum Wenden
250 g Pfifferlinge
50 g Schalotten oder Zwiebeln
½ TL Butter
1 TL Schnittlauchröllchen
100 ml Gemüsebrühe
frische Kresse

Zubereitung

1. Kalbsfilet abbrausen, trocken tupfen und in 4 Scheiben schneiden. Leicht klopfen und mit Salz und Pfeffer beidseitig würzen. In heißem Rapsöl auf den Punkt braten und aus der Pfanne nehmen.

2. In der Zwischenzeit rohe Kartoffeln reiben, ausdrücken und mit dem Ei, Mehl, gehacktem Kerbel, gehackter Petersilie, Muskat und Salz einen Kartoffelteig herstellen. Acht gleichmäßige Plätzchen formen und auf Frischhaltefolie gegenüberliegend auflegen.

3. Die Kalbsfiletscheiben in Mehl wenden, auf die Kartoffelplätzchen verteilen und mit dem gegenüberliegenden bedecken (einfach mit der Folie zusammenklappen). Anschließend (ohne Folie) von beiden Seiten etwa 10 Minuten in heißem Rapsöl braten.

4. Pfifferlinge putzen, waschen und zerkleinern. Schalotten abziehen, in feine Würfel schneiden und in zerlassener Butter angehen lassen. Die Pfifferlinge, Petersilie und Schnittlauch dazugeben, mit Salz und Pfeffer würzen, mit Gemüsebrühe aufgießen und auf den Biss garen und abschmecken.

5. Die Pfifferlinge auf die Teller verteilen, Kalbsfilet im Kartoffelmantel daraufsetzen und mit frischer Kresse garnieren.

Kalbfleisch-Spieße mit Kartoffelnudeln

Zubereitungszeit: 55 Minuten

Pro Portion etwa: 120 mg Harnsäure, 552 kcal, 2308 kJ, 45 g Eiweiß, 12 g Fett, 54 g Kohlenhydrate, 12 g Ballaststoffe, 215 mg Cholesterin

Zutaten für 2 Personen

Kartoffelnudeln

300 g Kartoffeln
Salz
Kümmel
2 EL Mehl
1 Ei
Pfeffer aus der Mühle
gemahlene Muskatnuss
1 TL Rapsöl

Spieße

140 g Kalbsfleisch (Oberschale)
140 g Putenbrust
1 Zucchini
1 rote Paprikaschote
1 kleine Zwiebel
8 Cocktailtomaten
4 Spieße
Salz, Pfeffer aus der Mühle
½ TL Rapsöl
¼ l Gemüsebrühe
80 g pürierte Tomaten oder Schältomaten
Currypulver
½ TL grüne Pfefferkörner

Salat

80 g Blattsalate der Saison
1 Tomate
4 EL Naturjoghurt
1 EL gehackte Kräuter (Dill, Petersilie, Schnittlauch)
Salz
1 TL Essig
Pfeffer aus der Mühle
frische Kresse zum Garnieren

Zubereitung

1. Kartoffeln gründlich waschen und mit der Schale in Salzwasser mit etwas Kümmel kochen. Etwas ausdampfen lassen, pellen und durch eine Kartoffelpresse drücken. Mit Kartoffelmehl und Ei zu einem festen Teig verarbeiten. Mit Salz, Pfeffer und etwas Muskat würzen und daraus etwa 1 cm dicke, 5 cm lange Nudeln formen. In heißem Rapsöl von allen Seiten goldgelb ausbraten.

2. Das Fleisch mit kaltem Wasser abbrausen, trocken tupfen und in große Würfel schneiden.

3. Zucchini waschen und in 1 cm dicke Scheiben schneiden. Paprikaschoten entkernen und in große Stücke schneiden. Zwiebeln abziehen, vierteilen und in Schalen brechen.

4. Kalbfleisch, Putenbrust, Zucchinischeiben, Paprikaschoten, Zwiebeln und Cocktailtomaten abwechselnd auf Spieße stecken und mit wenig Salz und Pfeffer würzen.

5. Eine beschichtete Pfanne mit wenig Rapsöl ausreiben, erhitzen und die Spieße darin von allen Seiten etwa 15 bis 20 Minuten braten. Ab und zu wenden. Gemüsebrühe mit pürierten Tomaten, Curry und einigen grünen Pfefferkörnern verrühren und über die Spieße gießen.

6. In der Zwischenzeit für den Salat Blattsalate putzen, waschen und trocken schütteln. Tomate kurz brühen, enthäuten, vierteilen, die Kerne entfernen und das Fruchtfleisch in feine Würfel schneiden.

7. Aus Joghurt, frisch gehackten Kräutern, wenig Salz, Essig und Pfeffer einen Dressing rühren und den Salat damit anmachen. Mit Tomatenwürfeln und frischer Kresse bestreuen.

Gefülltes Kalbsschnitzel mit Zitronensauce

Zubereitungszeit: 40 Minuten

Pro Portion etwa: 241 mg Harnsäure, 576 kcal, 2408 kJ, 39 g Eiweiß, 20 g Fett, 51 g Kohlenhydrate, 4 g Ballaststoffe, 148 mg Cholesterin

Zutaten für 2 Personen

120 g Nudeln
Salz
2 dünne Kalbsschnitzel à 80 g
Pfeffer aus der Mühle
1 EL Kartoffelmehl
½ Zwiebel
80 g Champignons
½ TL Butter
2 EL Kefir, 3,5 % Fett
⅛ l Gemüsebrühe
4 cl Zitronensaft
Rapsöl zum Ausreiben
1 Kugel Mozzarella (125 g)
2 Zweige Zitronenmelisse

Zubereitung

1. Die Nudeln nach Packungsanleitung in Salzwasser bissfest garen. Inzwischen die Kalbsschnitzel mit kaltem Wasser abbrausen, trocken tupfen und mit Salz und Pfeffer würzen.

2. Die Schnitzel in Kartoffelmehl wenden. Die Zwiebel abziehen und in feine Würfel schneiden. Champignons putzen und fein hacken. Butter zerschmelzen und die Zwiebelwürfeln und die Champignons darin anbraten. Kefir, Gemüsebrühe und Zitronensaft dazugeben und etwa 5 Minuten leicht kochen lassen.

3. Eine beschichtete Pfanne mit Rapsöl ausreiben, erhitzen und die Kalbsschnitzel von beiden Seiten etwa 4 Minuten braten. Den Mozzarella in dünne Scheiben schneiden, über die Schnitzel geben und kurz im vorgeheizten Backofen bei 200 °C überbacken.

4. Inzwischen die Zitronensauce mit Salz und Pfeffer abschmecken. Die Nudeln auf Tellern verteilen, die Schnitzel darauf setzen und mit der Sauce umgießen. Mit Zitronenmelisse garnieren.

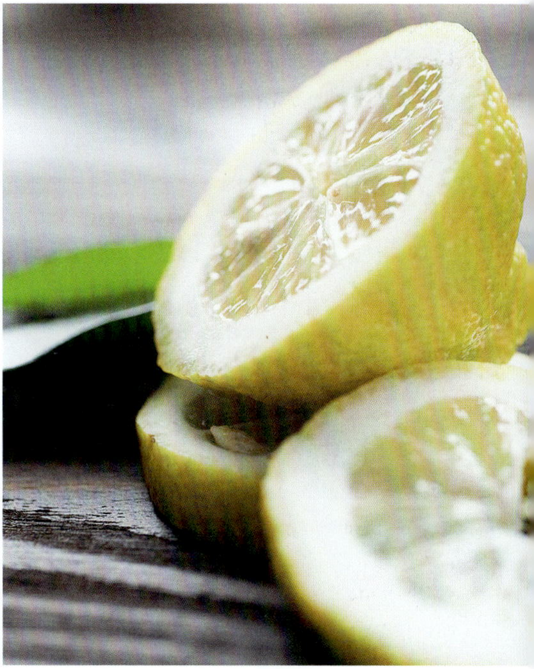

Gemüseeintopf mit Kalbsfleisch

Zubereitungszeit: 45 Minuten

Pro Portion etwa: 234 mg Harnsäure, 313 kcal, 1308 kJ, 23 g Eiweiß, 5 g Fett, 38 g Kohlenhydrate, 12 g Ballaststoffe, 57 mg Cholesterin

Zutaten für 2 Personen

1 Zwiebel
2 Möhren
100 g Weißkraut
100 g Sellerie
100 g weiße Rübchen
300 g Kartoffeln
160 g Kalbsfleisch (Oberschale)
½ TL Rapsöl
Salz
Pfeffer aus der Mühle
Kümmel
Majoran
frische Kräuter (Schnittlauch, Petersilie, Dill)

Zubereitung

1. Zwiebel abziehen und in feine Würfel schneiden.

2. Gemüse je nach Art putzen, waschen, schälen und in mundgerechte Stücke schneiden. Kartoffeln schälen und ebenfalls in Stücke schneiden.

3. Das Fleisch waschen, trocken tupfen und in Würfel schneiden. Rapsöl in einem Topf erhitzen und die Zwiebelwürfel darin angehen lassen. Das Fleisch dazugeben und rundherum anbraten.

4. Das Gemüse und die Kartoffeln zufügen und mit Salz, Pfeffer, Kümmel und Majoran würzen. Mit gut ½ Liter Wasser aufgießen und das Ganze bei mittlerer Hitze etwa 25 bis 30 Minuten garen.

5. Den Gemüseeintopf mit Salz und Pfeffer abschmecken. Die Kräuter waschen, trocken schütteln, fein hacken und zum Schluss darunter mengen.

Pochiertes Kalbsfilet mit Gemüse

Zubereitungszeit: 45 Minuten

Pro Portion etwa: 231 mg Harnsäure, 323 kcal, 1350 kJ, 24 g Eiweiß, 6 g Fett, 37 g Kohlenhydrate, 11 g Ballaststoffe, 60 mg Cholesterin

Zutaten für 2 Personen

300 g Kartoffeln
Salz
Kümmel
1 Zwiebel
2 Möhren
100 g Sellerie
100 g Lauch
½ l Gemüsebrühe
1 Lorbeerblatt
2 Wacholderbeeren
einige grüne Pfefferkörner
160 g Kalbsfilet
½ TL Butter
1 EL Schnittlauchröllchen

Zubereitung

1. Kartoffeln schälen und in Salzwasser mit wenig Kümmel bissfest garen.

2. Zwiebel abziehen und in feine Streifen schneiden.

3. Möhren und Sellerie schälen und in feine Streifen schneiden.

4. Lauch waschen und ebenfalls in feine Streifen schneiden. Die Gemüsebrühe erhitzen und die Zwiebeln und das Gemüse darin aufkochen. Mit Lorbeerblatt, Wacholderbeeren, grünen Pfefferkörnern und Salz würzen.

5. Das Kalbsfilet in 4 Scheiben schneiden, leicht klopfen und darin etwa 8 Minuten zugedeckt gar ziehen lassen. Ab und zu wenden. Die Kartoffeln abschütten und in wenig Butter mit Schnittlauchröllchen anschwanken.

6. Die Kalbsfilets aus dem Fond nehmen, das Gemüse mit einem Heber herausnehmen, abtropfen lassen und darüber geben.

7. Die Schnittlauchkartoffeln dazu reichen.

Geschnetzeltes Kalbsfleisch

Zubereitungszeit: 45 Minuten

Pro Portion etwa: 205 mg Harnsäure, 350 kcal, 1463 kJ, 24 g Eiweiß, 11 g Fett, 33 g Kohlenhydrate, 5 g Ballaststoffe, 80 mg Cholesterin

Zutaten für 2 Personen

300 g Kartoffeln
Salz
Kümmel
1/8 l Milch, 1,5 % Fett
1/2 TL Butter
Pfeffer aus der Mühle
gemahlene Muskatnuss
160 g Kalbsfleisch (Oberschale)
100 g Frühlingszwiebeln
1/2 TL Rapsöl
Rosmarin
Currypulver
100 g Champignons
1/8 l Gemüsebrühe
1 EL Sahne, 30 % Fett
frische Kräuter (Schnittlauch, Petersilie, Salbei, Kerbel)
frische Kresse

Zubereitung

1. Die Kartoffeln gründlich waschen und mit der Schale in Salzwasser mit etwas Kümmel, bissfest garen. Abschütten, etwas ausdampfen lassen, pellen und durch die Kartoffelpresse in eine Schüssel drücken.

2. Milch mit der Butter aufkochen lassen. Nach und nach mit dem Schneebesen unter die Kartoffeln rühren. Das Püree mit Salz, Pfeffer und Muskat abschmecken und warm stellen.

3. Inzwischen das Kalbsfleisch abbrausen, trocken tupfen und in Streifen schneiden. Frühlingszwiebeln putzen und klein schneiden. Eine beschichtete Pfanne mit Rapsöl ausreiben, erhitzen und Frühlingszwiebeln darin angehen lassen. Die Kalbsfleischstreifen dazugeben und ringsherum anbraten.

4. Mit Pfeffer, Rosmarin und Curry würzen, noch nicht salzen. Champignons in Scheiben schneiden und ebenfalls dazugeben. Mit Gemüsebrühe aufgießen und mit der Sahne und frischen Kräutern verfeinern.

5. Kurz durchkochen lassen und mit Salz und Pfeffer abschmecken. Das Kartoffelpüree in einen Dressierbeutel mit großer Sterntülle füllen und wie einen Kranz auf die Teller ausdressieren. Die Kalbsfleischstreifen in der Mitte anrichten und mit frischer Kresse bestreut servieren.

Hauptgerichte vom Lamm

Lammcurry mit Knoblauch

Zubereitungszeit: 40 Minuten

Pro Portion etwa: 202 mg Harnsäure, 431 kcal, 1802 kJ, 27 g Eiweiß, 12 g Fett, 47 g Kohlenhydrate, 14 g Ballaststoffe, 69 mg Cholesterin

Zutaten für 2 Personen

160 g Lammrücken (ohne Fett und Knochen)
½ TL Rapsöl
2 rote Zwiebeln
2 Knoblauchzehen
1 TL Mehl
1 TL Currypulver
Rosmarin
Bohnenkraut
¼ l Gemüsebrühe
200 g Möhren
2 Zucchini
300 g Kartoffeln
Salz
Kümmel
½ TL Butter
1 TL gehackte Petersilie
Pfeffer aus der Mühle
2 Tomaten
2 EL Sauerrahm, 10 % Fett

Zubereitung

1. Das Lammfleisch mit kaltem Wasser abbrausen, trocken tupfen und in daumendicke Würfel schneiden. Rapsöl erhitzen und das Fleisch darin anbraten. Zwiebeln abziehen, in feine Würfel schneiden und mit zerkleinertem Knoblauch dazugeben.

2. Mit Mehl bestäuben, Currypulver, Rosmarin und Bohnenkraut zugeben, kurz angehen lassen und mit Gemüsebrühe aufgießen und aufkochen lassen.

3. Möhren schälen, Zucchini waschen, beides in Scheiben schneiden und zugeben. Zugedeckt etwa 20 bis 25 Minuten schmoren lassen.

4. Inzwischen Kartoffeln, schälen, halbieren und in Salzwasser mit wenig Kümmel kochen. Abschütten und in heißer Butter kurz anbraten. Mit gehackter Petersilie, wenig Pfeffer und Salz würzen.

5. Tomaten kurz brühen, enthäuten, vierteilen, die Kerne entfernen, das Fruchtfleisch in feine Würfel schneiden und mit dem Sauerrahm zum Lammfleisch geben. Mit Salz und Pfeffer abschmecken und mit den Kartoffeln anrichten.

Lamm-Zucchini-Spieße

Zubereitungszeit: 45 Minuten

Pro Portion etwa: 164 mg Harnsäure, 380 kcal, 1588 kJ, 25 g Eiweiß, 12 g Fett, 37 g Kohlenhydrate, 8 g Ballaststoffe, 68 mg Cholesterin

Zutaten für 2 Personen

300 g Kartoffeln
Salz
Kümmel
⅛ l Milch, 1,5 % Fett
gemahlene Muskatnuss
weißer Pfeffer
160 g Lammrückenfilet (ohne Fett und Knochen)
1 Zucchini
Pfeffer aus der Mühle
½ TL Rapsöl
2 rote Zwiebeln
½ TL Rapsöl
1 Knoblauchzehe
1 Rosmarinzweig
¼ l Gemüsebrühe
Currypulver
½ TL grüne Pfefferkörner
1 TL gehackte Petersilie
1 TL Schnittlauchröllchen

Zubereitung

1. Kartoffeln, waschen und mit der Schale in Salzwasser mit etwas Kümmel garen. Abschütten, pellen und durch die Kartoffelpresse in eine Schüssel drücken. Heiße Milch dazu gießen und das Püree mit Salz, Muskat und wenig weißen Pfeffer abschmecken und warm stellen.

2. Inzwischen den Lammrückenfilet mit kaltem Wasser abbrausen, trocken tupfen und in mundgerechte Würfel schneiden. Zucchini der Länge nach halbieren und in Zentimeter dicke Stücke schneiden.

3. Beides abwechselnd auf Spieße stecken, mit Salz und Pfeffer würzen und in heißem Rapsöl beidseitig braten.

4. Inzwischen für die Sauce Zwiebeln abziehen, in Streifen schneiden und in heißem Rapsöl anbraten. Knoblauch fein hacken und mit abgezupftem Rosmarin dazugeben.

5. Die Zwiebeln mit Gemüsebrühe aufgießen, aufkochen lassen und mit Currypulver, Salz und grünen Pfefferkörnern abschmecken. Zum Schluss mit gehackter Petersilie und Schnittlauchröllchen verfeinern.

6. Die Spieße anrichten und mit der Zwiebelsauce übergießen. Das Kartoffelpüree dazu reichen.

Gemüseeintopf mit Lamm

Zubereitungszeit: 45 Minuten

Pro Portion etwa: 200 mg Harnsäure, 381 kcal, 1592 kJ, 24 g Eiweiß, 9 g Fett, 43 g Kohlenhydrate, 14 g Ballaststoffe, 60 mg Cholesterin

Zutaten für 2 Personen

250 g Möhren
250 g Weißkohl
300 g Kartoffeln
Salz
Kümmel
160 g Lammfleisch (Schulter ohne Fett und Knochen)
½ TL Rapsöl
2 Zwiebeln
1 Knoblauchzehe
1 Rosmarinzweig
Majoran
2 Lorbeerblätter
4 Wacholderbeeren
6 Pfefferkörner
½ l Gemüsebrühe
Pfeffer aus der Mühle
1 EL Schnittlauchröllchen

Zubereitung

1. Möhren schälen, Weißkraut putzen und in mundgerechte Stücke schneiden.

2. Kartoffeln schälen, zerteilen und in Salzwasser mit wenig Kümmel etwa 10 Minuten vorkochen.

3. Das Lammfleisch in daumengroße Stücke schneiden und in Rapsöl anbraten.

4. Zwiebeln abziehen und in feine Würfel schneiden.

5. Knoblauch abziehen und hacken. Beides dazugeben und mit anbraten. Mit Rosmarin, Majoran, Lorbeerblätter, Wacholder und Pfefferkörnern würzen.

6. Mit Gemüsebrühe aufgießen, aufkochen lassen, das vorbereitete Gemüse dazugeben und etwa 15 Minuten kochen lassen. Dann die vorgekochten Kartoffeln dazugeben und weitere 5 bis 10 Minuten garen.

7. Mit Salz und Pfeffer abschmecken und mit Schnittlauchröllchen bestreut servieren.

Mangold-Tomatengemüse mit Lammkotelett

Zubereitungszeit: 35 Minuten

Pro Portion etwa: 156 mg Harnsäure, 389 kcal, 1626 kJ, 21 g Eiweiß, 16 g Fett, 32 g Kohlenhydrate, 6 g Ballaststoffe, 63 mg Cholesterin

Zutaten für 2 Personen

300 g Kartoffeln
Salz
2 Lammkoteletts à 90 g
Pfeffer aus der Mühle
200 g Mangold
2 kleine Tomaten
2 Stiele Basilikum
1 Knoblauchzehe
50 g Schalotten
½ TL Olivenöl
⅛ l Gemüsebrühe
⅛ l Mineralwasser
1 EL gehackte Petersilie

Zubereitung

1. Die Kartoffeln schälen, in mundgerechte Stücke schneiden und in Salzwasser garen. Inzwischen die Lammkoteletts abspülen, trocken tupfen und leicht mit Salz und Pfeffer würzen.

2. Mangold putzen, waschen und in feine Streifen schneiden. Die Tomaten kurz überbrühen, häuten, vierteln, entkernen und das Fruchtfleisch würfeln. Die Basilikumblätter von den Stielen zupfen, waschen und fein schneiden. Knoblauch und Schalotten abziehen und fein hacken.

3. Tomatenwürfel, den Knoblauch, das Basilikum und die Schalotten in heißem Olivenöl kurz andünsten. Mit Salz und Pfeffer würzen und dann die Masse auf die Lammkoteletts streichen.

4. Die Gemüsebrühe und etwa die gleiche Menge Mineralwasser in einen Dämpftopf geben und heiß werden lassen. Mangold in das Dämpfsieb legen, salzen und kurz dämpfen.

5. Dann die Lammkoteletts darauf legen und alles zusammen etwa 15 weitere Minuten dämpfen. Die Lammkoteletts auf Mangold anrichten, die Kartoffeln dazu legen und mit Petersilie bestreuen.

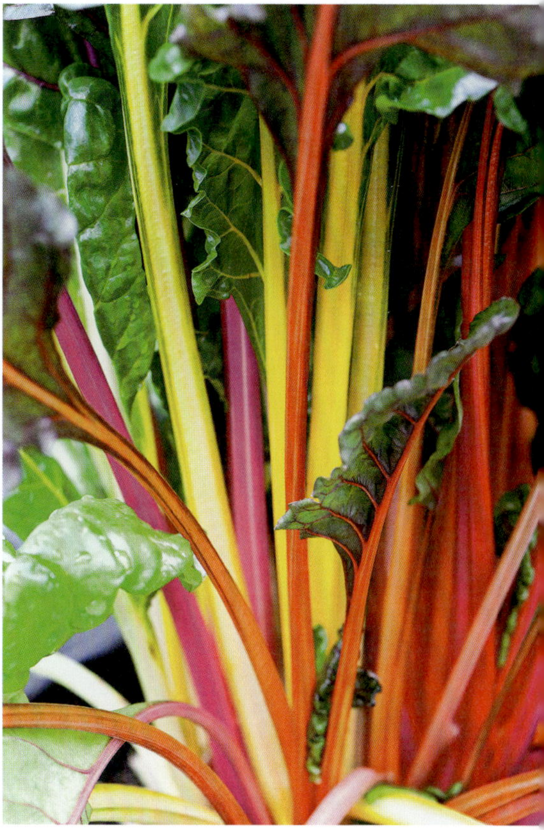

Lamm-Nüsschen in Estragon

Zubereitungszeit: 35 Minuten

Pro Portion etwa: 168 mg Harnsäure, 407 kcal, 1702 kJ, 25 g Eiweiß, 13 g Fett, 41 g Kohlenhydrate, 2 g Ballaststoffe, 131 mg Cholesterin

Zutaten für 2 Personen

120 g Nudeln
Salz
½ TL Butter
1 TL gehackte Petersilie
Pfeffer aus der Mühle
2 Lamm-Nüsschen aus der Keule à 80 g
½ TL Rapsöl
⅛ l Gemüsebrühe
frischer Estragon
2 EL Sahne, 30 % Fett

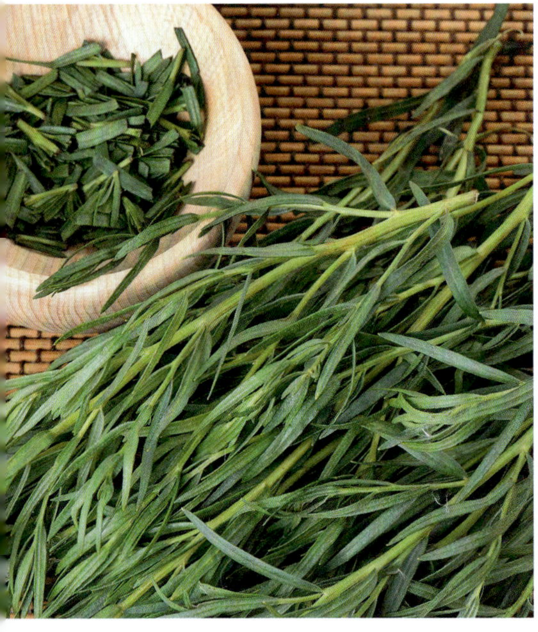

Zubereitung

1. Die Nudeln nach Packungsanleitung in Salzwasser bissfest garen, abschütten und in wenig Butter mit Petersilie anschwenken; mit Salz und Pfeffer würzen.

2. Inzwischen das Fleisch mit kaltem Wasser abbrausen, mit Küchenpapier trocken tupfen und leicht klopfen. Mit Salz und Pfeffer würzen.

3. In heißem Rapsöl von beiden Seiten etwa 2 bis 3 Minuten auf den Punkt braten, herausnehmen und warm stellen. Den Bratensaft mit Gemüsebrühe ablöschen und reduzieren lassen.

4. Estragon waschen, Blättchen abzupfen und dazugeben. Sahne einrühren und einige Minuten einkochen lassen. Mit Salz und Pfeffer abschmecken.

5. Die Nudeln anrichten, Lamm-Nüsschen dazu setzen und mit der Sauce überziehen.

Pikantes aus dem Backofen

Pikanter Gemüsekuchen

Zubereitungszeit: 25 Minuten ohne Backzeit
Pro Portion etwa: 76 mg Harnsäure, 465 kcal, 1944 kJ, 15 g Eiweiß, 28 g Fett, 33 g Kohlenhydrate, 7 g Ballaststoffe, 129 mg Cholesterin

Zutaten für 4 Personen

Teig
80 g Butter
Salz
Schale von 1 Zitrone
1 Prise gemahlene Muskatnuss
1 Prise Cayennepfeffer
1 Ei
2 EL Crème fraîche, 30 % Fett
160 g Mehl Type 405
½ TL Backpulver
3 EL Milch
Butter für die Form

Belag
1 Zucchini
1 Möhre
2 Tomaten
2 Lauchzwiebeln
50 g Champignons
Pfeffer aus der Mühle
Paprikapulver
getrockneter Oregano
80 g geriebener Emmentaler, 30 % Fett

Zubereitung

1. Für den Teig die weiche Butter mit dem Salz, der abgeriebenen Zitronenschale, der Muskatnuss und dem Cayennepfeffer schaumig rühren.
2. Das Ei und die Crème fraîche unter die Butter ziehen. Das Mehl mit dem Backpulver mischen, durch ein Sieb auf die Buttermasse streuen und zusammen mit der Milch darunter rühren. Den Teig beiseite stellen und ruhen lassen.
3. Den Backofen auf 160 °C vorheizen. Eine Springform von etwa 28 cm Durchmesser mit der Butter einfetten. Die Zucchini gründlich waschen, die Möhre schälen und beides in dünne Scheiben schneiden.
4. Die Tomaten über Kreuz einritzen, für etwa 15 Sekunden ins kochende Wasser legen, herausnehmen und kalt abschrecken. Die Tomate enthäuten, den Stielansatz entfernen und das Fruchtfleisch in Scheiben schneiden.
5. Die Lauchzwiebeln putzen, waschen und in dünne Ringe schneiden. Die Champignons waschen, putzen und anschließend in Scheiben schneiden.
6. In der gefetteten Springform den Teig glattstreichen. Das Gemüse auf dem Teig verteilen und mit Salz, Pfeffer, Paprikapulver sowie Oregano würzen. Zum Schluss den geriebenen Käse auf dem Gemüse gleichmäßig verteilen und im Backofen auf der mittleren Schiene etwa 50 Minuten backen. Danach in der Form etwa 10 Minuten abkühlen lassen, dann sofort servieren.

Tomaten-Käse-Tarte

Zubereitungszeit: 30 Minuten ohne Ruhe- und Backzeit

Pro Portion etwa: 84 mg Harnsäure, 635 kcal, 2654 kJ, 27 g Eiweiß, 35 g Fett, 44 g Kohlenhydrate, 9 g Ballaststoffe, 210 mg Cholesterin

Zutaten für 4 Personen

200 g Weizenmehl Type 405
200 g Magerquark
100 g Butter
Salz
Semmelbrösel zum Bestreuen
6 Tomaten
Pfeffer aus der Mühle
Salz
2 kleine Zwiebeln
1 kleines Bund Basilikum
⅛ l Milch, 1,5 % Fett
2 Eier
120 g geriebener Emmentaler, 30 % Fett

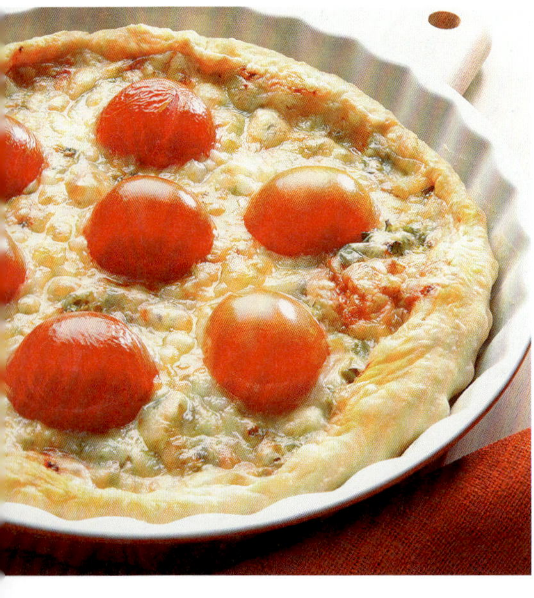

Zubereitung

1. Das Weizenmehl in eine Schüssel sieben und eine Mulde eindrücken. Den Quark und die Butter flöckchenweise auf das Mehl verteilen.

2. Eine Prise Salz darüber streuen und das Ganze von außen nach innen mit bemehlten Händen zu einem glatten Teig kneten. Den Teig in Folie wickeln und im Kühlschrank mindestens 1 Stunde ruhen lassen.

3. Den Backofen auf 180 °C vorheizen. Auf einer bemehlten Arbeitsfläche den Teig ausrollen. Eine runde Tarte- oder Springform (ca. 28 cm Durchmesser) ausfetten, mit Semmelbröseln ausstreuen, den Teig hineinlegen, dabei einen 2 cm hohen Rand formen.

4. Mit einer Gabel mehrmals einstechen. Anschließend 10 bis 15 Minuten backen. Inzwischen die Tomaten waschen, den grünen Stielansatz entfernen und die Tomaten in Scheiben schneiden, auf den Tarteboden legen, mit Pfeffer und Salz bestreuen.

5. Die Zwiebeln abziehen, fein hobeln und mit dem gehackten Basilikum über die Tomaten streuen. Die Milch mit den Eiern und dem Käse verrühren und mit Salz und Pfeffer kräftig würzen. Die Eiermasse über die Tomatenfüllung gießen und die Tarte weitere 30 Minuten backen.

Kartoffeltarte

Zubereitungszeit: 40 Minuten ohne Backzeit

Pro Portion etwa: 113 mg Harnsäure, 641 kcal, 2680 kJ, 20 g Eiweiß, 28 g Fett, 70 g Kohlenhydrate, 10 g Ballaststoffe, 244 mg Cholesterin

Zutaten für 4 Personen

600 g Kartoffeln
Salz
⅛ l Milch, 1,5 % Fett
250 g Weizenmehl Type 405
½ Würfel Hefe
80 g weiche Butter
1 TL Kümmel
½ TL Salz
3 Eier
⅛ l Buttermilch
150 g saure Sahne, 10 % Fett
Pfeffer aus der Mühle
1 Prise geriebene Muskatnuss
Butter für die Form
1 EL gehackte Petersilie

Zubereitung

1. Die Kartoffeln waschen, schälen und in Salzwasser bissfest garen. Abschütten und ausdampfen lassen. Die Milch leicht erwärmen. Das Mehl in eine Schüssel sieben, in die Mitte eine Mulde drücken und die Hefe hinein bröckeln.

2. Die Milch dazugeben und das Ganze mit weicher Butter verkneten. Den Kümmel sowie die Hälfte des Salzes dazugeben und in den Teig kneten. Nun die Schüssel mit einem Küchenhandtuch abdecken und an einem warmen Ort etwa 30 Minuten gehen lassen, bis der Teig das doppelte Volumen erreicht hat.

3. Die Kartoffeln durchdrücken. Die Eigelbe von den Eiweißen trennen. Die Buttermilch, die saure Sahne und die Eigelbe verquirlen, zu den pürierten Kartoffeln geben und alles gut verrühren.

4. Die Kartoffelmasse mit dem restlichen Salz, dem Pfeffer und der geriebenen Muskatnuss würzen. Den Backofen auf 200 °C vorheizen. Die Eiweiße mit 1 Prise Salz steif schlagen und vorsichtig unter die Kartoffelmasse heben.

5. Eine Springform (ca. 28 cm Durchmesser) einfetten. Den Hefeteig nochmals durchkneten, anschließend dünn ausrollen und den Boden der Springform damit auslegen. Die Kartoffelmasse darauf streichen und im Backofen auf der mittleren Schiene etwa 50 Minuten goldgelb backen. Anschließend mit der gehackten Petersilie bestreuen.

Gebäcke und Kuchen

Nuss-Gugelhupf

Zubereitungszeit: 20 Minuten ohne Backzeit
Pro Scheibe etwa: 20 mg Harnsäure, 278 kcal, 1164 kJ, 4 g Eiweiß, 17 g Fett, 25 g Kohlenhydrate, 2 g Ballaststoffe, 98 mg Cholesterin

Zutaten für 1 Gugelhupf (etwa 16 Scheiben)

70 g Rosinen
250 g Butter
200 g Zucker
1 Päckchen Vanillezucker
4 Eier
200 g Weizenmehl Type 405
½ Päckchen Backpulver
50 g geriebene Haselnüsse
Puderzucker zum Bestäuben

Zubereitung

1. Die Rosinen mit warmem Wasser waschen und in einem Sieb abtropfen lassen.
2. Weiche Butter, Zucker und Vanillezucker schaumig rühren und die Eier nach und nach dazugeben. Mehl mit dem Backpulver sieben, mit den geriebenen Haselnüssen vermengen und locker unter die Eiermasse rühren. Zum Schluss die Rosinen locker darunter rühren.
3. Den Teig in eine ausgebutterte und mit Mehl ausgestreute Gugelhupf-Form füllen und im vorgeheizten Backofen bei 180 °C etwa 35 bis 40 Minuten backen. Den Gugelhupf in der Form auskühlen lassen, stürzen und mit Puderzucker bestreuen.

Biskuitroulade mit Erdbeeren

Zubereitungszeit: 30 Minuten ohne Back- und Kühlzeit
Pro Portion etwa: 10 mg Harnsäure, 198 kcal, 828 kJ, 4 g Eiweiß, 14 g Fett, 13 g Kohlenhydrate, 1 g Ballaststoffe, 101 mg Cholesterin

Zutaten für 16 Stücke

4 Eigelbe
2 Eiweiß
50 g Zucker
1 Prise Salz
1 TL Zitronensaft
60 g Mehl Type 405
1 TL Weizenstärke

Füllung
200 ml Milch, 1,5 % Fett
70 g Zucker
2 Eigelbe
1 Vanilleschote
5 Blatt weiße Gelatine
600 g Sahne, 30 % Fett
250 g Erdbeeren
Puderzucker

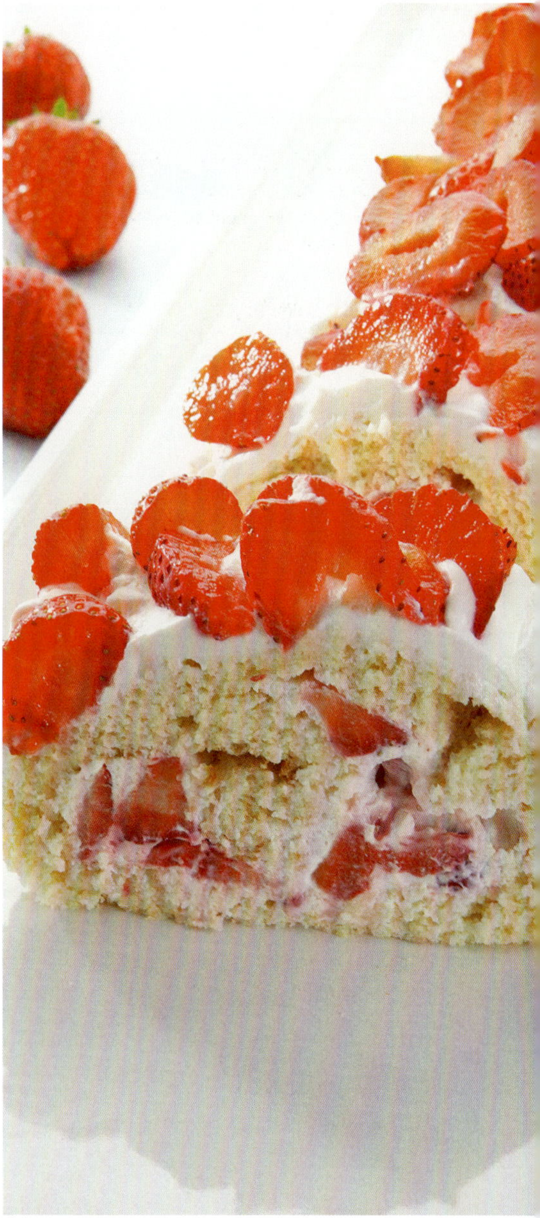

Zubereitung

1. Die Eier trennen und das Eiweiß steif schlagen. Eigelb mit Zucker, einer Prise Salz und Zitronensaft über Wasserbad warm und dann wieder kalt schlagen. Eigelbmasse zum Eiweiß geben und verrühren. Mehl und Weizenstärke dazu sieben und locker untermischen.

2. Die Masse auf ein mit Backtrennpapier belegtes Backblech streichen und im vorgeheizten Backofen bei 180 °C bis 200 °C etwa 10 Minuten goldgelb backen. Danach sofort mit einem feuchten Tuch abdecken, auf das Tuch stürzen und längs zusammenrollen.

3. Für die Füllung die Milch mit dem Zucker, dem Ausgeschabten der Vanilleschote und den Eigelben verrühren. Im Wasserbad etwa 5 Minuten aufschlagen, bis sie schön cremig ist, also nicht mehr in sich zusammen läuft. Die in kaltem Wasser eingeweichte Gelatine auspressen und unter die Masse rühren. Die Masse abkühlen lassen und kurz vor dem Stocken die geschlagene Sahne unterziehen.

4. In der Zwischenzeit die Erdbeeren putzen und in kleine Stücke schneiden. Die ausgekühlte Roulade ausrollen und mit der Sahnefüllung bestreichen. Die vorbereiteten Erdbeeren darauf streuen und die Roulade wieder (ohne Tuch) einrollen.

5. Die Roulade im Kühlschrank etwa 3 bis 4 Stunden oder über Nacht stocken lassen. Mit Puderzucker bestäuben, in etwa 3 Zentimeter dicke Scheiben schneiden und anrichten.

Rosinenbrötchen

Zubereitungszeit: 35 Minuten ohne Ruhe- und Backzeit

Pro Stück etwa: 42 mg Harnsäure, 150 kcal, 627 kJ, 4 g Eiweiß, 7 g Fett, 14 g Kohlenhydrate, 3 g Ballaststoffe, 2 mg Cholesterin

Zutaten für 12 Stück

40 g Rosinen
10 g Butter
etwa 100 ml Wasser
220 g Weizenvollkornmehl
1 TL Salz
½ Päckchen Trockenhefe
80 g gemahlene Haselnüsse
50 g gehackte Mandeln

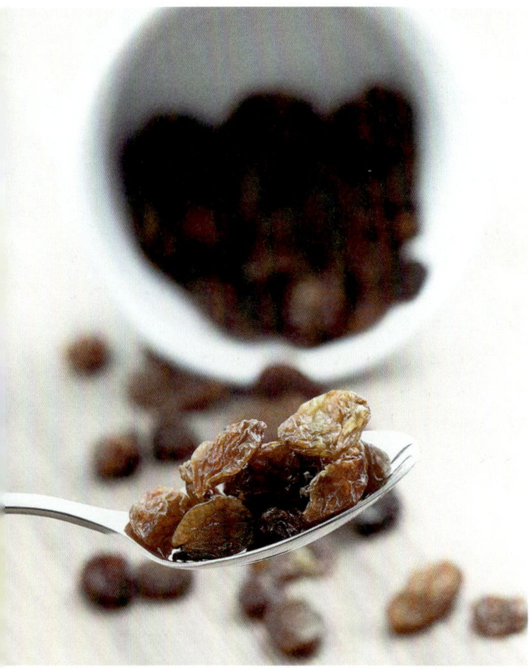

Zubereitung

1. Die Rosinen in ein Sieb geben, kurz unter warmem Wasser abwaschen und gut abtropfen lassen. Die Butter mit dem Wasser in einem kleinen Topf leicht erwärmen.

2. Das Mehl zusammen mit dem Wasser und der Butter in eine Rührschüssel geben. Das Salz und die Trockenhefe dazugeben. Alles mit den Knethaken eines Rührgerätes zu einem sehr glatten Teig verarbeiten. Den Teig abgedeckt an einem warmen Ort etwa 30 Minuten gehen lassen.

3. Wenn der Teig gegangen ist, die Rosinen, die gemahlenen Nüsse und die gehackten Mandeln mit der Hand darunter kneten. Den Teig nochmals etwa 30 Minuten gehen lassen. Inzwischen den Backofen auf 200 °C vorheizen.

4. Aus dem Teig 12 gleich große Brötchen formen und auf ein mit Backtrennpapier belegtes Backblech setzen. Die Brötchen auf der mittleren Schiene des Backofens 20 bis 30 Minuten backen.

Pikante Käsestangen

Zubereitungszeit: 25 Minuten ohne Ruhe- und Backzeiten

Pro Stück etwa: 60 mg Harnsäure, 178 kcal, 744 kJ, 7 g Eiweiß, 8 g Fett, 16 g Kohlenhydrate, 3 g Ballaststoffe, 64 mg Cholesterin

Zutaten für 10 Stück

⅛ l Milch, 1,5 % Fett
250 g Weizenvollkornmehl
1 Päckchen Trockenhefe
40 g weiche Butter
100 g geriebener Emmentaler, 30 % Fett
½ TL Salz
½ TL Pfeffer aus der Mühle
1 TL Kümmel
1 Eigelb
2 EL Milch

Zubereitung

1. Die Milch in einem kleinen Topf leicht erwärmen. Das Mehl zusammen mit der Trockenhefe in eine Rührschüssel geben. Die lauwarme Milch und die Butter dazugeben.
2. Etwa ⅔ des geriebenen Käses, Salz, Pfeffer und Kümmel ebenfalls in die Schüssel geben. Das Ganze mit den Knethaken des Rührgerätes zu einem glatten Teig verkneten.
3. Den Teig zugedeckt an einem warmen Ort etwa 30 Minuten gehen lassen, bis sich das Volumen fast verdoppelt hat. Nochmals durchkneten und daraus 10 Stangen formen.
4. Auf ein mit Backtrennpapier belegtes Backblech legen. Zum Bestreichen das Eigelb mit der Milch verquirlen und die Teigstangen damit bepinseln.
5. Die Stangen mit dem restlichen Käse bestreuen und nochmals etwa 10 Minuten gehen lassen. Die Käsestangen im vorgeheizten Backofen auf der mittleren Schiene bei 200 °C etwa 20 bis 25 Minuten goldgelb backen.

Frühstücksbrötchen

Zubereitungszeit: 10 Minuten ohne Backzeit

Pro Portion etwa: 41 mg Harnsäure, 119 kcal, 497 kJ, 7 g Eiweiß, 1 g Fett, 17 g Kohlenhydrate, 2 g Ballaststoffe, 25 mg Cholesterin

Zutaten für 10 Stück

250 g Weizenvollkornmehl
1 TL Backpulver
1 TL Salz
1 TL Honig
1 Ei
250 g Magerquark
etwa ½ Tasse Milch, 1,5 % Fett

Zubereitung

1. Den Backofen auf 200 °C vorheizen. Alle Zutaten in einer großen Rührschüssel mit dem Knethaken des Rührgeräts zu einem geschmeidigen Teig verkneten. Bei Bedarf noch etwas Milch zufügen.
2. Aus dem Teig 10 Brötchen formen, auf ein mit Backtrennpapier belegtes Backblech setzen und im Backofen auf der mittleren Schiene in 20 bis 30 Minuten goldgelb backen.

Süßspeisen und Desserts

Aprikosenquark-Grießschnitten

Zubereitungszeit: 25 Minuten ohne Kühlzeit
Pro Portion etwa: 55 mg Harnsäure, 485 kcal, 2027 kJ, 19 g Eiweiß, 8 g Fett, 78 g Kohlenhydrate, 3 g Ballaststoffe, 77 mg Cholesterin

Zutaten für 2 Personen

¼ l Milch, 1,5 % Fett
80 g Weichweizengrieß
etwas gemahlener Zimt
50 g Zucker
100 g Magerquark
2 getrocknete Aprikosen
zum Panieren:
Mehl, 1 Ei, Semmelbrösel
1 TL Rapsöl

Zubereitung

1. Die Milch in einem hohen Topf zum Kochen bringen. Die Hitze reduzieren und den Grieß unter Rühren ein rieseln lassen. Die Mischung bei schwacher Hitze einige Minuten ausquellen lassen.

2. Zimt und Zucker dazugeben. Die Grießmasse aufkochen lassen und den Quark dazugeben. Kräftig umrühren und nochmals aufkochen lassen. Vom Herd nehmen und etwas abkühlen lassen.

3. Die getrockneten Aprikosen in kleine Würfel schneiden und unter die Masse mengen. In eine Auflaufform schütten und im Kühlschrank, am besten über Nacht auskühlen lassen.

4. Die Grießmasse aus der Form stürzen und in Stäbchen scheiden. In Mehl, verquirltem Ei und Semmelbröseln wenden. Rapsöl erhitzen und die Grießschnitten von beiden Seiten goldgelb ausbacken.

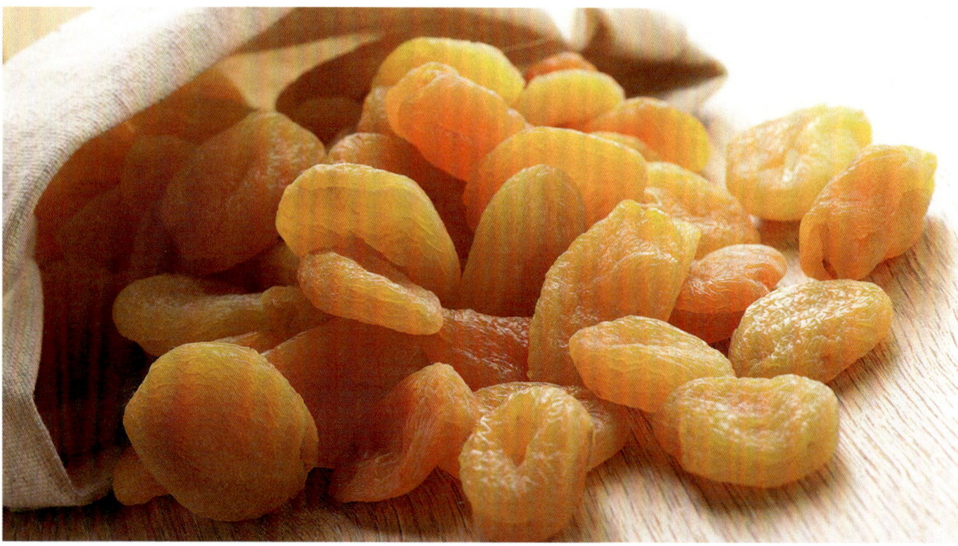

Apfel-Birnenstrudel

Zubereitungszeit: 30 Minuten ohne Ruhe- und Backzeit

Pro Portion: 112 mg Harnsäure, 572 kcal, 2391 kJ, 16 g Eiweiß, 14 g Fett, 88 g Kohlenhydrate, 12 g Ballaststoffe, 129 mg Cholesterin

Zutaten für 4 Personen (oder 8 Dessertportionen)

250 g Mehl Type 405
1 Prise Salz
etwa ½ Tasse lauwarmes Wasser
1 EL Rapsöl
400 g Äpfel
400 g Birnen
200 g Magerquark
1 Eigelb
40 g Rosinen
50 Zucker
½ TL Zimtpulver
1 TL Zitronensaft
2 EL Butter
2 EL Semmelbrösel

Zubereitung

1. Strudelteig aus Mehl, Salz, Wasser und Rapsöl herstellen. Gut und ausgiebig kneten und dann etwa 2 Stunden oder über Nacht kaltstellen und ruhen lassen.

2. Inzwischen Äpfel und Birnen schälen, vierteln, entkernen und kleinschneiden. Den Quark mit dem Eigelb glatt rühren und das vorbereitete Obst darunter mengen.

3. Rosinen mit warmem Wasser waschen und in einem Sieb abtropfen lassen. Mit dem Zucker zur Quarkmasse geben und mit Zimtpulver und Zitronensaft abschmecken.

4. Den Strudelteig auf einer gut bemehlten Arbeitsfläche so dünn wie möglich ausrollen. Dann den Teig über den Handrücken hauchdünn ausziehen und auf ein bemehltes Küchentuch legen.

5. Den Teig mit wenig zerlassener Butter bestreichen und mit Semmelbröseln bestreuen. Die Masse im unteren Drittel verteilen und, indem man das Tuch an einer Seite langsam hochzieht, zusammenrollen.

6. Von dem Tuch den Strudel auf ein Backblech rutschen lassen, mit zerlassener Butter bepinseln und im vorgeheizten Rohr bei 220 °C etwa 30 bis 40 Minuten backen.

Gelbe Fruchtgrütze

Zubereitungszeit: 30 Minuten

Pro Portion etwa: 53 mg Harnsäure, 207 kcal, 865 kJ, 2 g Eiweiß, 0 g Fett, 46 g Kohlenhydrate, 5 g Ballaststoffe, 0 mg Cholesterin

Zutaten für 2 Personen

2 Pfirsiche
4 Aprikosen
1 TL Speisestärke
1/8 l Aprikosensaft
2 EL Zucker

Zubereitung

1. Pfirsiche und Aprikosen mit heißem Wasser überbrühen, abziehen, entkernen und das Fruchtfleisch in kleine Würfel schneiden.
2. Die Speisestärke mit etwas kaltem Fruchtsaft anrühren. Den restlichen Saft mit dem Zucker aufkochen. Die angerührte Speisestärke dazugeben und 2 Minuten unter ständigem Rühren kochen lassen.
3. Vom Herd nehmen, die vorbereiteten Früchte untermischen und etwa 10 Minuten durchziehen lassen. Die Grütze in Gläser füllen und erkalten lassen.

Obstsalat auf Joghurtsauce

Zubereitungszeit: 25 Minuten

Pro Portion etwa: 47 mg Harnsäure, 223 kcal, 932 kJ, 5 g Eiweiß, 3 g Fett, 40 g Kohlenhydrate, 7 g Ballaststoffe, 4 mg Cholesterin

Zutaten für 2 Personen

2 Feigen
2 EL Orangensaft
1 TL Mandelblättchen
1 Orange
2 Birnen
einige Tropfen Zitronensaft
150 g Vanillejoghurt, 1,5 % Fett
1 TL Zucker

Zubereitung

1. Die Feigen waschen, in Streifen schneiden und in dem Orangensaft 10 Minuten quellen lassen. Die Mandelblättchen in einer Pfanne ohne Fettzugabe anrösten.
2. Inzwischen die Orange schälen, dabei auch die weiße Haut abschneiden. Die Frucht halbieren und in gleichmäßige dünne Scheiben schneiden. Birnen waschen, halbieren, entkernen und ebenfalls in dünne Scheiben schneiden. Sofort mit Zitronensaft beträufeln.
3. Einige Feigenstreifen zum Garnieren beiseitelegen. Die restlichen mit dem Joghurt pürieren und mit Zucker abschmecken. Die Sauce auf zwei Teller verteilen. Die Früchte darauf anrichten und mit den Mandelblättchen und den Feigen garnieren.

Joghurt-Terrine auf Himbeermark

Zubereitungszeit: 30 Minuten ohne Kühlzeit

Pro Portion etwa: 15 mg Harnsäure, 256 kcal, 1070 kJ, 6 g Eiweiß, 17 g Fett, 18 g Kohlenhydrate, 2 g Ballaststoffe, 58 mg Cholesterin

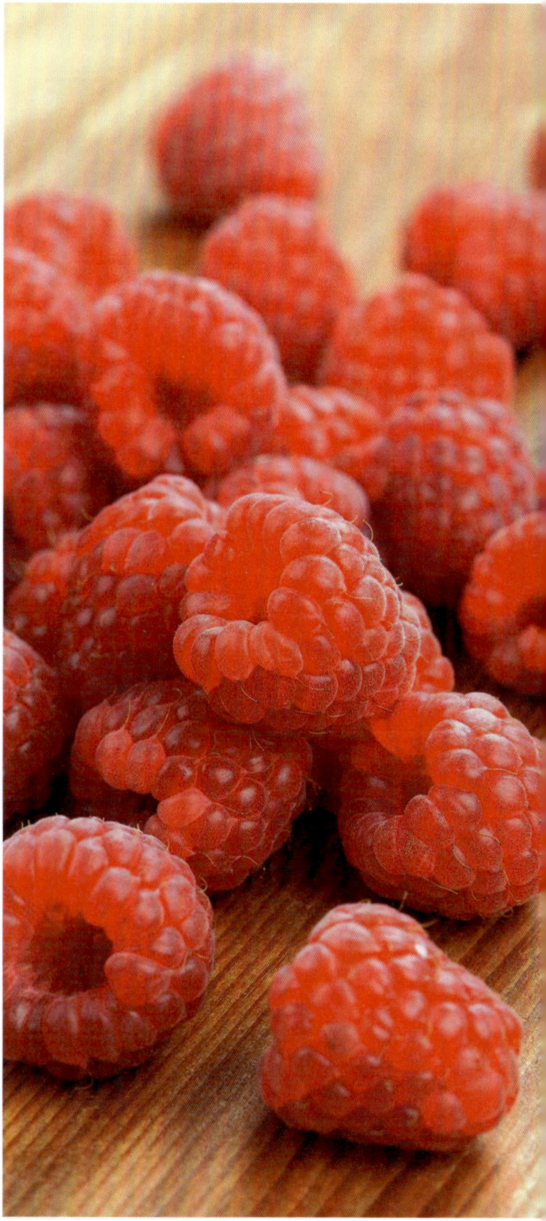

Zutaten für 4 Personen

120 g Himbeeren
300 g Trinkjoghurt (Himbeer-Zitrone), 1,5 % Fett
3 EL Zucker
200 g Sahne, 30 % Fett
4 Blatt weiße Gelatine
Melisseblätter zum Garnieren

Zubereitung

1. Himbeeren verlesen, vorsichtig waschen und auf Küchenkrepp auslegen. Die Gelatine in kaltem Wasser einweichen. Den Trinkjoghurt in eine Schüssel geben und mit dem Zucker verrühren.

2. Die Sahne steif schlagen. Gelatine ausdrücken, in einen kleinen Topf geben, erwärmen und dabei auflösen. Vom Herd nehmen und gleich unter den Trinkjoghurt heben.

3. Die Hälfte der Himbeeren daruntermischen und zum Schluss die Sahne vorsichtig unterheben. Eine Form mit kaltem Wasser ausspülen und die Masse hinein füllen, sobald diese zu stocken beginnt.

4. Im Kühlschrank etwa 3 bis 4 Stunden kaltstellen. Kurz vor dem Anrichten die restlichen Himbeeren pürieren, mit Zucker süßen und auf den Tellern verteilen.

5. Die Form kurz in heißes Wasser tauchen und die Joghurtmasse auf eine Platte stürzen. In Scheiben schneiden und auf der Himbeersauce anrichten. Mit frischer Melisse garnieren.

Aprikosen mit Pfefferminzquark

Zubereitungszeit: 20 Minuten

Pro Portion etwa: 18 mg Harnsäure, 279 kcal, 1166 kJ, 15 g Eiweiß, 13 g Fett, 22 g Kohlenhydrate, 2 g Ballaststoffe, 44 mg Cholesterin

Zutaten für 2 Personen

4 Aprikosen
4 Zweige Pfefferminze
200 g Magerquark
etwas Milch, 1,5 % Fett
1 EL Zucker
80 g Sahne, 30 % Fett

Zubereitung

1. Die Aprikosen mit kochendem Wasser überbrühen, abziehen, entkernen und in Spalten schneiden. Pfefferminzblättchen abbrausen und in feine Streifen schneiden.

2. Quark mit der Milch glattrühren und mit Zucker süßen. Sahne steif schlagen und unterziehen. Pfefferminze zugeben und nach Belieben nachsüßen.

3. Die Quarkmasse in einen Dressierbeutel mit großer Sterntülle füllen und auf zwei Teller dekorativ dressieren. Mit den vorbereiteten Aprikosenspalten belegen und mit Minze garnieren.

Dickmilchcreme mit Himbeeren

Zubereitungszeit: 25 Minuten ohne Kühlzeit

Pro Portion etwa: 18 mg Harnsäure, 150 kcal, 627 kJ, 9 g Eiweiß, 2 g Fett, 23 g Kohlenhydrate, 2 g Ballaststoffe, 6 mg Cholesterin

Zutaten für 2 Personen

4 Blatt weiße Gelatine
⅛ l Buttermilch
150 g Dickmilch, 1,5 % Fett
1 EL Honig
1 Eiweiß
1 Msp. Salz
100 g Himbeeren
1 TL Puderzucker
Minze zum Garnieren

Zubereitung

1. Die Gelatine in kaltem Wasser einweichen. Drei Esslöffel von der Buttermilch ganz leicht erwärmen und die ausgedrückte Gelatine darin auflösen.

2. Die Dickmilch, den Honig und die übrige Buttermilch darunter rühren und die Masse im kalten Wasserbad unter ständigem Rühren abkühlen lassen.

3. Das Eiweiß mit einer Prise Salz sehr steif schlagen und unter die Creme ziehen, wenn diese leicht zu stocken beginnt. In kalt ausgespülte Förmchen füllen und im Kühlschrank 3 bis 4 Stunden erkalten lassen.

4. Die Himbeeren waschen, verlesen und mit Küchenkrepp trocknen. Die Dickmilchcreme aus den Förmchen stürzen und auf Dessertteller setzen. Mit den Himbeeren umlegen, leicht mit Puderzucker bestäuben und mit Minze garnieren.

Apfelkompott mit Heidelbeeren

Zubereitungszeit: 30 Minuten

Pro Portion etwa: 33 mg Harnsäure, 225 kcal, 940 kJ, 6 g Eiweiß, 1 g Fett, 45 g Kohlenhydrate, 9 g Ballaststoffe, 1 mg Cholesterin

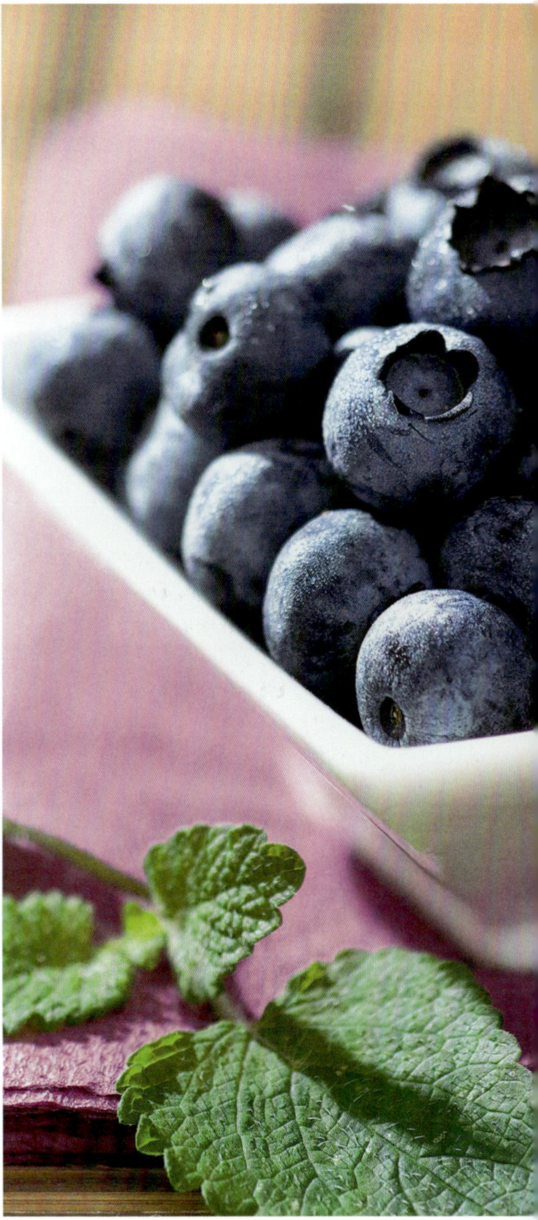

Zutaten für 2 Personen

1 reife Quitte
⅛ l Apfelsaft
2 EL Zucker
2 Äpfel
1 TL Zitronensaft
80 g Magerquark
1 EL Milch
1 Päckchen Vanillezucker
20 g Heidelbeeren

Zubereitung

1. Die Quitte schälen, halbieren, entkernen und in kleine Würfel schneiden. Die Quittenwürfel in dem Apfelsaft mit dem Zucker bei geringer Hitze weich dünsten.

2. Inzwischen die Äpfel schälen, in kleine Würfel schneiden und mit dem Zitronensaft beträufeln. Das Quittenkompott in ein grobes Sieb schütten. Die Apfelwürfel in die abgetropfte Flüssigkeit geben und darin bissfest dünsten.

3. Die Quittenwürfel zu dem Apfelkompott geben und abkühlen lassen. Inzwischen den Quark mit der Milch glattrühren und mit Vanillezucker süßen. Das Kompott in Dessertgläser füllen und die Heidelbeeren dazugeben.

ANHANG

Hilfreiche Adressen

Portale

www.gicht.gesund.org
www.gichtbehandlung.com

Adressen

Deutsche Gicht-Liga e. V.
Berger Straße 434
60385 Frankfurt
Tel: 0811 5552870
E-Mail: info@gichtliga.de
www.gichtliga.de

Deutsche Gesellschaft für Klassische Homöopathie
DGKH e. V.
Saubsdorfer Straße 9
86807 Buchloe
Tel.: 08241 911680
E-Mail: info@dgkh-homoeopathie.de
www.dgkh-homoeopathie.de

Deutsche Gesellschaft für Naturheilkunde e. V.
Prof. Dr. med. Gustav Dobos
Kliniken Essen-Mitte
Knappschafts-Krankenhaus
Am Deimelsberg 34a
45276 Essen
Tel.: 0201 17425003
E-Mail: info@gesellschaftnaturheilkunde.de
www.gesellschaftnaturheilkunde.de

Deutsche Gesellschaft für Ayurveda e. V.
c/o Hufelandgesellschaft
Chausseestraße 29
10115 Berlin
Tel.: 06541 5817
E-Mail: info@ayurveda-gesellschaft.de
www.ayurveda.de

Deutsche Gesellschaft für Traditionelle Chinesische Medizin
Karlsruherstraße 12
69126 Heidelberg
Tel.: 06221 374546
E-Mail: info@dgtcm.de
www.dgtcm.de

Register

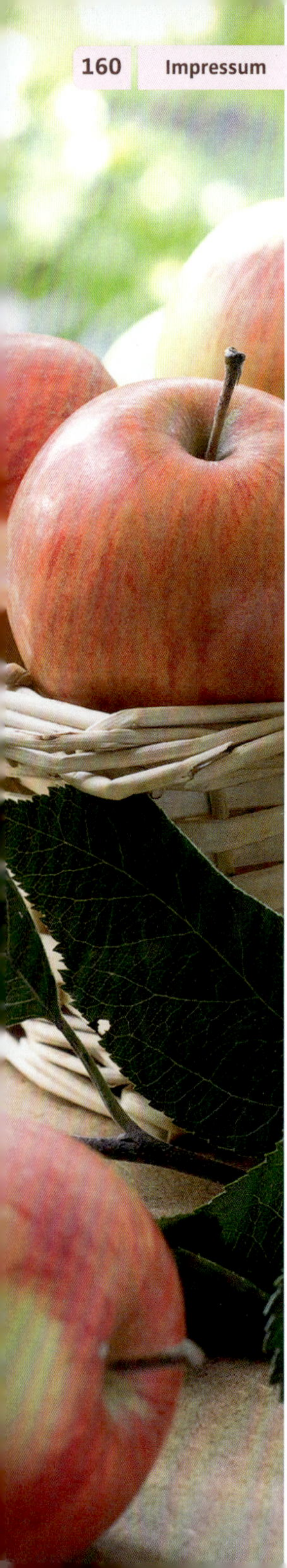

Bibliografische Information der Deutschen Nationalbibliothek
Die Deutsche Nationalbibliothek verzeichnet diese Publikation in der deutschen Nationalbibliografie; detaillierte bibliografische Daten sind im Internet über http://dnb.ddb.de/ abrufbar.

ISBN 978-3-89993-933-0 (Print)
ISBN 978-3-8426-8785-1 (EPUB)
ISBN 978-3-8426-8784-4 (PDF)

Fotos:
Umschlag: Titelfoto – Gettyimages
123rf.com: Kati Molin: 1; Kurhan: 11; Svetlana Kolpakova: 34; Monika Adamczyk: 39; Eva Gruendemann: 44; Yuri Arcurs: 57; Lilyana Vynogradova: 67; Zhang Xiangyang: 77; Goodluz: 79; Cathy Yeulet: 92; Daphoto: 106; Mona Makela: 110; Anest: 118; Corinna Gissemann: 124, 129, 130; Norman Kin Hang Chan: 125; Vladimir Blinov: 144; Marcin Åukaszewicz: 155
Fotolia.com: Alex: 23; Alexander Raths: 26; Japolia: 8/9; Gina Sanders: 16; AP: 21; pizmovka: 32; Hjpix: 37; BestPhotoStudio: 41; Andreas F.: 46; Hannes Eichinger: 58; Flashpics: 68; Floydine: 75; Sarsmis: 96; Corinna Gissemann: 99, 105; Silvia Bogdanski: 100; Monika Adamczyk: 102; Heidi Fuchs: 108; Manla: 117; Eva Gruendemann: 119; Fotovision: 126; anoli: 127; JJAVA: 128; Andreja Donko: 131; Maksim Shebeko: 133; Maria Brzostowska: 134; Subbotina Anna: 137; Cogipix: 150; Svetlana Lukienko: 152; Stephan Koscheck: 157; Viktorija: 160
iStockphoto.com: Tatyana Nyshko: 2/3; Simone Andress: 4, 7; Catherine Yeulet: 13; Blackred: 14/15; Joan Vicent Cantó Roig: 51; jean schweitzer: 83; Wellmony: 103; Guillermo Perales Gonzalez: 107; NoDerog 115; gabriela schaufelberger: 143
MEV: 29, 25, 55
Ingo Wandmacher: 146, 149

2. Auflage

Schlütersche Verlagsgesellschaft mbH & Co. KG
Hans-Böckler-Allee 7, 30173 Hannover
www.schluetersche.de
www.humboldt.de

Lektorat: Angelika Lenz, Steinheim a. d. Murr
Layout: Groothuis, Lohfert, Consorten, Hamburg
Covergestaltung: semper smile Werbeagentur GmbH, München
Satz: Die Feder Konzeption vor dem Druck GmbH, Wetzlar
Druck und Bindung: Grafisches Centrum Cuno GmbH & Co. KG, Calbe